Birke Lüllmann

Schmerzreduktion bei der Punktion von Port-Kathetern bei Kindern

Birke Lüllmann

Schmerzreduktion bei der Punktion von Port-Kathetern bei Kindern

Eine Studie zum Vergleich zweier Einwirkzeiten des Lokalanästhetikums EMLA®-Pflaster bei pädiatrischen Patienten

Südwestdeutscher Verlag für Hochschulschriften

Impressum/Imprint (nur für Deutschland/only for Germany)
Bibliografische Information der Deutschen Nationalbibliothek: Die Deutsche Nationalbibliothek verzeichnet diese Publikation in der Deutschen Nationalbibliografie; detaillierte bibliografische Daten sind im Internet über http://dnb.d-nb.de abrufbar.

Alle in diesem Buch genannten Marken und Produktnamen unterliegen warenzeichen-, marken- oder patentrechtlichem Schutz bzw. sind Warenzeichen oder eingetragene Warenzeichen der jeweiligen Inhaber. Die Wiedergabe von Marken, Produktnamen, Gebrauchsnamen, Handelsnamen, Warenbezeichnungen u.s.w. in diesem Werk berechtigt auch ohne besondere Kennzeichnung nicht zu der Annahme, dass solche Namen im Sinne der Warenzeichen- und Markenschutzgesetzgebung als frei zu betrachten wären und daher von jedermann benutzt werden dürften.

Coverbild: www.ingimage.com

Verlag: Südwestdeutscher Verlag für Hochschulschriften GmbH & Co. KG
Dudweiler Landstr. 99, 66123 Saarbrücken, Deutschland
Telefon +49 681 37 20 271-1, Telefax +49 681 37 20 271-0
Email: info@svh-verlag.de

Zugl.: Hannover, Medizinische Hochschule Hannover, Dissertation, 2011

Herstellung in Deutschland:
Schaltungsdienst Lange o.H.G., Berlin
Books on Demand GmbH, Norderstedt
Reha GmbH, Saarbrücken
Amazon Distribution GmbH, Leipzig
ISBN: 978-3-8381-2860-3

Imprint (only for USA, GB)
Bibliographic information published by the Deutsche Nationalbibliothek: The Deutsche Nationalbibliothek lists this publication in the Deutsche Nationalbibliografie; detailed bibliographic data are available in the Internet at http://dnb.d-nb.de.

Any brand names and product names mentioned in this book are subject to trademark, brand or patent protection and are trademarks or registered trademarks of their respective holders. The use of brand names, product names, common names, trade names, product descriptions etc. even without a particular marking in this works is in no way to be construed to mean that such names may be regarded as unrestricted in respect of trademark and brand protection legislation and could thus be used by anyone.

Cover image: www.ingimage.com

Publisher: Südwestdeutscher Verlag für Hochschulschriften GmbH & Co. KG
Dudweiler Landstr. 99, 66123 Saarbrücken, Germany
Phone +49 681 37 20 271-1, Fax +49 681 37 20 271-0
Email: info@svh-verlag.de

Printed in the U.S.A.
Printed in the U.K. by (see last page)
ISBN: 978-3-8381-2860-3

Copyright © 2011 by the author and Südwestdeutscher Verlag für Hochschulschriften GmbH & Co. KG and licensors
All rights reserved. Saarbrücken 2011

Inhaltsverzeichnis

Inhaltsverzeichnis		1
Abkürzungsverzeichnis		4
Abbildungsverzeichnis		5
Tabellenverzeichnis		6
1.	**Einleitung**	7
1.1.	Zentralvenöse Katheter	8
1.1.1.	Broviac / Hickman – Katheter	9
1.1.2.	Port - Katheter	10
1.1.3.	Portimplantation	11
1.1.4.	Pflege des Port - Katheters	12
1.1.5.	Vorteile und Nachteile der Broviac / Hickman - Katheter und Port	13
1.2.	Schmerz in der pädiatrischen Onkologie	15
1.3.	Fragestellung	19
2.	**Material und Methoden**	20
2.1.	Material	20
2.1.1.	Lokales Anästhetikum	20
2.1.2.	Schmerzdiagnostik	21
2.1.2.1.	Visuelle Analog – Skala	22
2.1.2.2.	Gesichter - Skala nach BIERI	22
2.1.2.3.	Kindliche Unbehagens - und Schmerz - Skala (KUSS)	23
2.2.	Methoden	24
3.	**Ergebnisse**	25
3.1.	Patienten	25
3.1.1.	Studienaufbau	26
3.1.2.	Geschlechterverteilung der Patienten	27
3.1.3.	Altersverteilung der Patienten	28
3.1.4.	Grunderkrankungen	29

3.2.	Erfassung der Patientendaten und Datendokumentation	30
3.3.	Auswertung der Pilotphase anhand der Visuellen Analog – Skala	31
3.4.	Auswertung der Schmerzreduktion durch die Einwirkzeiten anhand der Visuellen Analog – Skala	32
3.4.1.	Schmerzwahrnehmungen anhand der VAS aus Sicht der Eltern	33
3.4.2.	Schmerzwahrnehmungen anhand der VAS aus Sicht der Untersucher	34
3.4.3.	Schmerzwahrnehmungen anhand der VAS aus Sicht der Kinder	35
3.5.	Auswertung der Gesichter - Skala nach BIERI	36
3.6.	Übereinstimmung der Werte auf den Skalen VAS / BIERI	37
3.7.	Auswertung der Kindlichen Unbehagens - und Schmerz - Skala (KUSS)	37
3.8.	Co – Variablen der Schmerzempfindung	37
3.9.1.	Korrelation der Schmerzempfindung mit dem Alter aus Sicht der Eltern	38
3.9.2.	Korrelation der Schmerzempfindung mit dem Alter aus Sicht der Untersucher	39
3.9.3.	Korrelation der Schmerzempfindung mit dem Alter aus Sicht der Kinder	40
3.9.4.	Korrelation der Schmerzempfindung mit der Portliegezeit	41
3.10.	Einfluss des Lokalanästhetikum in Bezug auf zukünftige Portpunktionen	42
4.	**Diskussion**	**43**
4.1.	EMLA® und Port	43
4.2.	Einwirkzeiten	45
4.3.	Schmerzreduktion in zwei Studienpopulationen (40-60/ 60-40)	46
4.4.	Korrelation der Schmerzempfindung mit dem Alter	47
4.5.	Effekte der informationsoffenen Beobachtungsstudie	48
4.6.	Schmerzskalen im Vergleich	49
4.6.1	Visuelle Analog – Skala	50
4.6.2.	Kindliche Unbehagens - und Schmerz - Skala (KUSS)	51
4.6.3.	Gesichter – Skala nach BIERI	52
4.7.	Therapeutische Interventionen im Vergleich	53

4.8.	Nebenwirkungen	55
4.9.	Einfluss des Lokalanästhetikum in Bezug auf zukünftige Portpunktionen	56
5.	**Zusammenfassung**	**57**
6.	**Literaturverzeichnis**	**59**
7.	**Danksagung**	**67**
8.	**Anhang**	**68**
8.1.	Veröffentlichung der Dissertation im „European Journal of Pediatrics", Springer	68
8.2.	Einverständniserklärung	73
8.3.	Titelblatt Dokumentation der Schmerzerfassung	74
8.4.	Schmerzerfassungsbogen Untersucher	75
8.5.	Schmerzerfassungsbogen Kind	76
8.6.	Schmerzerfassungsbogen Eltern	78
8.7.	Ethik – Antrag	79
8.8.	Poster Schmerzreduktion beim Anstechen des Port – Katheters mittels EMLA® - Applikation	83

Abkürzungsverzeichnis

ALL	Akute lymphatische Leukämie
EZ	Einwirkzeit
NaCl	Natrium – Chlorid
n. s.	nicht signifikant
p	Überschreitungswahrscheinlichkeit
r	Bestimmtheitsmaß
VAS	Visuelle Analog – Skala
KUSS	Kindliche Unbehagens - und Schmerz – Skala
ZNS	Zentrales Nervensystem

Abbildungsverzeichnis

Abbildung 1	Inzidenz der Krebserkrankungen im Kindesalter	8
Abbildung 2	Schema der korrekten Lage eines Broviac – Katheters	10
Abbildung 3	Schema eines Portkatheters	11
Abbildung 4	Portanlage	12
Abbildung 5	Schmerzempfindung und seelische Belastung	17
Abbildung 6	Visuelle Analog – Skala	22
Abbildung 7	Gesichter – Skala nach BIERI	22
Abbildung 8	Anwendung des EMLA® - Pflasters	24
Abbildung 9	Patientenübersicht	26
Abbildung 10	Studienaufbau	27
Abbildung 11	Auswertung der Pilotphase	31
Abbildung 12	Schmerzwerte anhand der VAS aus Sicht der Eltern	33
Abbildung 13	Schmerzwerte anhand der VAS aus Sicht der Untersucher	34
Abbildung 14	Schmerzwerte anhand der VAS aus Sicht der Kinder	35
Abbildung 15	Schmerzwerte anhand der Gesichter – Skala nach BIERI aus Sicht der Kinder	36
Abbildung 16	Korrelation ´Alter des Kindes in Jahren`/ ´Schmerzempfindung` aus Sicht der Eltern mittels VAS	38
Abbildung 17	Korrelation ´Alter des Kindes in Jahren`/ ´Schmerzempfindung` aus Sicht des Untersuchers mittels VAS	39
Abbildung 18	Korrelation ´Alter des Kindes in Jahren`/ ´Schmerzempfindung` aus Sicht der Kinder mittels VAS	40
Abbildung 19	Korrelation ´Portliegezeit in Monaten`/ ´Schmerz – Empfindung´ aus Sicht der Kinder bei 40min EZ mittels VAS	41
Abbildung 20	Einfluss des Lokalanästhetikum in Bezug auf zukünftige Portpunktionen	42
Abbildung 21	Studienpopulationen (40-60/60-40)	47

Tabellenverzeichnis

Tabelle 1	Vorteile und Nachteile von getunnelten (TCVAD) und voll implantierten (ICVAD) CVAD	14
Tabelle 2	Kindliche Unbehagens - und Schmerz - Skala	23
Tabelle 3	Geschlechterverteilung Patienten	27
Tabelle 4	Altersverteilung (Altersklassen)	28
Tabelle 5	Grunderkrankungen	29
Tabelle 6	Auswertungen der Visuellen Analog – Skala	32
Tabelle 7	Korrelationen der Messergebnisse bezüglich der Skalen VAS und BIERI	37

1. Einleitung

"....wie harmlos hatte alles begonnen, damals am heiligen Abend 1994, mit einer Beule im Gesicht... hätte uns damals jemand gesagt was alles noch kommen würde, wir hätten sicher nur den Kopf geschüttelt...
zwischen diesem Weihnachtsabend ... und heute liegen viele Tränen...
einen Menge Chemotherapien, Bestrahlungen, Angst, Isolation, viele verlorene Freunde, das Gefühl ausgestoßen zu sein, Einsamkeit...
aber auch...
neue Freunde, Hilfsbereitschaft, unendliche Liebe, Freude, Lachen, das kennen lernen von Menschen die sich aufopfern, die DA sind... "

Erfahrungsbericht von Stefan aus Wien, 1994 wurde ein Rhabdomyosarkom diagnostiziert (Herold, 2002)

Die Inzidenz der Krebserkrankungen im Kindesalter beträgt 1770-1965/ 1 Million Kinder, d.h. 0,2% aller Kinder erkranken vor dem 15. Lebensjahr; oder anders: jeweils eines von 500 Kindern in Deutschland erkrankt an Krebs (Gutjahr, 1999). Die Inzidenzen haben sich in den vergangenen zehn Jahren in Deutschland kaum verändert. Die im Kindesalter vorkommenden Krebsarten unterscheiden sich von denen des Erwachsenenalters. Am häufigsten treten die akuten Leukämien mit 34% auf (Gutjahr, 1999). Dabei werden die akute lymphoblastische Leukämie von akuten nicht lymphoblastischen sowie chronischen myeloischen Leukämien unterschieden. Mit abnehmender Häufigkeit folgen ZNS - Tumoren (Ependyme, Astrozytome und Medulloblastome) sowie maligne Lymphome (siehe Abb.1).

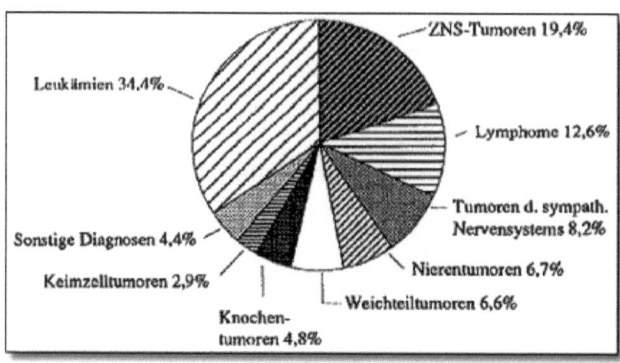

Abbildung 1: Inzidenz der Krebserkrankungen im Kindesalter (Müller-Weihrich, 2005)

Durch den Einsatz verschiedener Therapiemodalitäten und auf Grund des häufig guten Ansprechens auf Therapie sind die Heilungsraten in den letzten Jahren durchschnittlich auf 70% aller Kinder mit malignen Neoplasien angestiegen.

Die klassischen Säulen onkologischer Therapie sind: Operation, Bestrahlung und Chemotherapie, die bei einzelnen Tumor - Entitäten auch durch immun - therapeutische Ansätze ergänzt werden. Die Therapie dauert in der Regel sechs bis zwölf Monate. In dieser Zeit wird das Kind stationär und tagesklinisch betreut.

1.1. Zentralvenöse Katheter

Diese intensive und lange Therapie erfordert einen sicheren venösen Zugang. Die Gabe von Chemotherapeutika, parenteralen Substanzen oder wiederholte Blutabnahmen machen multiple Punktionen der Venen notwendig. Bei langer Therapiedauer, wie z.B. bei onkologischen Patienten, kann dies zur Verödung der Gefäße führen. Des Weiteren entstehen Probleme durch die venenreizende Wirkung von Zytostatika, die zu einer Phlebitis und Sklerosierung der Venen führen kann. Sollte es zu Paravasaten kommen, können diese Nekrosen im umliegenden Gewebe verursachen.

Während einige Zytostatika lokal nicht toxisch sind und intramuskulär (z.B. Asparaginase) oder subkutan (z.B. Bleomycin, Cytarabin) gegeben werden können, führen die sogenannten "Vesikanzien" (z.B. Carmustin, Daunorubicin, Vincristin) bei Extravasation zu Ulzerationen mit Gewebstod (Seeber et al., 2000).

Die Anlage eines zentralvenösen Katheters macht eine Gabe von gewebstoxischen Substanzen, antibiotischer oder parenteraler Therapie leichter möglich und verhindert multiple Venenpunktionen.

In der Pädiatrie werden meist zwei Arten von zentralvenösen Kathetern verwendet: getunnelte Katheter („tunneled central venous access devices", TVAD) von Broviac 1973; modifiziert von Hickmann 1997 oder vollständig implantierte Kathetersysteme („implanted central venous infusion port", ICVIP). Zusammenfassend werden die Systeme im anglo - amerikanischen Sprachraum unter dem Begriff „central venous access devices" (CVAD) geführt.

1.1.1. Broviac / Hickman - Katheter

1973 wurde durch Broviac (Broviac et al., 1973) ein zentralvenöser Katheter vorwiegend zur parenteralen Ernährung vorgestellt. Er ermöglichte eine kontinuierliche Langzeit - / und Chemotherapie und erlaubte den Patienten auch unter der Therapie einen Aufenthalt in häuslicher Umgebung. Der Katheter ist fest implantiert. Er wird nach Punktion einer Vene in das venöse Gefäßsystem eingeführt und herznah vorgeschoben. Aus dem venösen Gefäßsystem wird der Katheter subkutan untertunnelt ausgeleitet. Ein antimikrobieller Cuff sowie die lange Untertunnelung dienen als Schutz vor aufsteigenden Infektionen. Der Broviac - Katheter fand aufgrund der geringen Infektionsrate in verschiedenen Ausführungen eine weite Verbreitung, auch bei pädiatrischen Patienten. Die Ausführungen waren jedoch nur in einlumiger Version erhältlich, so dass Hickmann (Hickmann et al., 1973) sich 1997 veranlasst sah, eine modifizierte Form des Broviac - Katheters vorzustellen.

Bei bestimmten Indikationen, z.B. bei Knochenmarktransplantation ist für parenterale Ernährung, Therapie, kontinuierliche Schmerztherapie sowie Katecholamingabe und wiederholte Blutentnahmen nicht nur ein großlumiger sondern auch ein mehrlumiger Zugang erforderlich.

Der Hickmann - Venenkatheter besteht aus Polyurethan oder Silikon und ist teilweise teflonbeschichtet. Um mehrere Zugänge zu gewähren, ist der Katheter, je nach den zu verabreichenden Substanzen, ein - bis dreilumig (z.B. mindestens zweilumig, wenn die Substanzen miteinander nicht kompatibel sind).

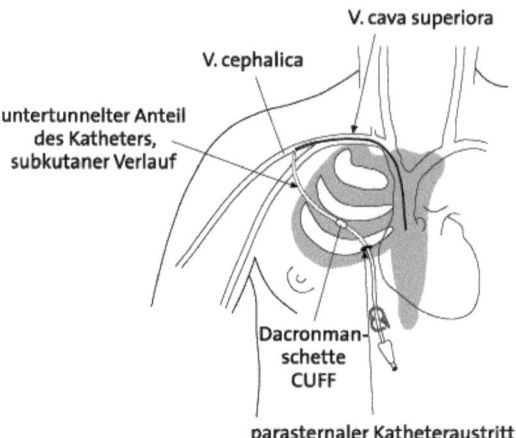

Abb. 2: Schema der korrekten Lage eines Broviac – Katheters (Pollmann et al., 2006)

Gehäufte Infektionen an der Eintrittsstelle des extern gelegenen Teils, das Risiko der Dislokation durch Zug am System und Restriktionen im Alltag (Duschen und Baden nur sehr eingeschränkt möglich / Stigmatisierung) veranlassten die Suche nach anderen zentralvenösen Zugängen.

1.1.2. Port - Katheter

1982 wurde von Niederhuber (Niederhuber et al., 1973) erstmals eine subkutan implantierte Kammer, der Port, verbunden mit einem zentralvenösem Katheter an 30 onkologischen Patienten getestet. Portsysteme sind vollständig unter der Haut implantierte Kathetersysteme, die aus einer Punktionskammer (aus Titan, Kunststoff oder Keramik) bestehen und mit einem flexiblen Katheter zusammengesetzt sind. Seitlich am Port befindet sich ein Stutzen, der die Verbindung zum Katheter ermöglicht. Dieser besteht aus Polyurethan oder Silikon. Er wird in das Gefäßlumen eingebracht und soll auf Höhe der Cava - Vorhof - Grenze zum Liegen kommen. Um eine Kontrolle der korrekten Position zu gewährleisten, ist der Katheter röntgenpositiv.

Die Portkammer hat ein Volumen von 0,2ml bis 0,8ml und ist mit einer Silikonmembran verschlossen. Diese perkutan gelegene Kammer kann getastet und punktiert werden. Die Punktion in die Portkammer stellt die Verbindung zum Blutkreislauf her. Die Punktionskanüle (`Huber-Nadel´) mit besonderem Schliff hinterlässt keinen Stichkanal in der Silikonmembran, so dass laut Hersteller (Port - a - cath® - System) mindestens 2000 Punktionen möglich sind. Die Kanüle kann zwischen den Therapieschritten entfernt werden, wobei das System den Alltag des Kindes dann kaum beeinflusst. Kontrollierte Studien, in denen getestet wurde, wann eine Huber - Nadel gewechselt werden muss, liegen nicht vor. Nach langjähriger Erfahrung im Klinikalltag hat sich ein routinemäßiges Wechselintervall von acht Tagen bewährt (Simon et al., 2005).

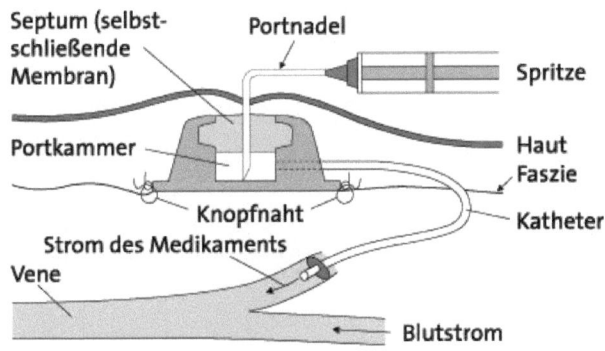

Abb. 3: Schema eines Portkatheters (Schildhauer et al., 2006)

1.1.3. Portimplantation

Die Implantation eines Ports erfolgt als operativer Eingriff in Allgemeinnarkose. Die Implantationsstelle der Portkammer erfolgt meist pektoral, kann aber auch auf dem Oberarm, dem Unterarm oder dem Oberbauch liegen. Der Katheter wird zunächst in die Vena subclavia oder die Vena jugularis interna geleitet und reicht von dort über die Vena cava superior bis zum rechten Vorhof.

Bei Kindern wird meist ein Zugang über die Vena jugularis gewählt, um eine Abklemmung des Katheters zwischen Clavicula und der ersten Rippe zu vermeiden. Der Katheter darf aufgrund der Gefahr von Reizleitungsstörungen und Perforationen nicht im Vorhof enden. Die Operation erfolgt in Rückenlage, der Kopf ist zur punktionsabgekehrten Seite geneigt. Mit Hilfe der Seldinger - Technik wird nach chirurgischer Hautdesinfektion unter sterilen Bedingungen die Vene punktiert und katheterisiert, nachdem der Katheter auf die richtige Länge korrigiert wurde. Anschließend wird der Katheter mit dem Port verbunden. Die Porttasche wird im fünften bis sechsten Interkostalraum, ca. 1cm unter der Haut, gebildet. Die Lage des Katheters wird radiologisch durch ein bildgebendes Verfahren (C – Bogen) kontrolliert.

Neben dem Infektionsrisiko sind Katheterfehllage, Hämatombildung, Pneumothorax, Wundheilungsstörungen und Thrombosen mögliche Komplikationen (Pollmann et al., 2006).

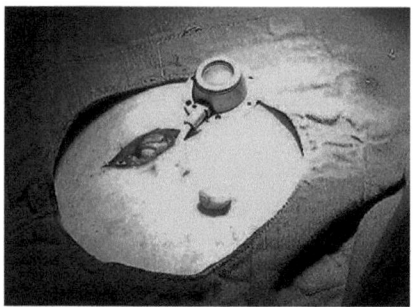

Abb 4: Portanlage. Der Katheter ist in der Vena subclavia und an dem Port angeschlossen. Das Portsystem wird nun in der vorbereiteten Porttasche befestigt (Pollmann et al., 2006)

1.1.4. Pflege des Port - Katheters

Der Port kann direkt nach der Implantation benutzt werden. Die Benutzung erfolgt unter sterilen Bedingungen. Aufgrund der Gefahr eines Überdrucks sollten Spritzen mit einem Volumen von über 10ml nicht zur Anwendung kommen.

Für die Punktion des Katheters ist zunächst das gründliche Waschen und Desinfizieren der Hände erforderlich. Es ist wichtig, die Implantationsstelle im Hinblick auf Rötung, Schwellung oder Flüssigkeitsaustritt zu begutachten, bevor man sie spiralförmig von innen nach außen desinfiziert. Die Hubernadel wird an eine 10ml NaCl - Spritze konnektiert und das Portnadel - System entlüftet. Nachdem die Kompresse entfernt wurde, kann der Port palpiert und mit zwei Fingern fixiert werden. Senkrecht zur Portmembran erfolgt nun die Punktion. Durch die Spülung mit 0,9% NaCl - Lösung wird die Durchgängigkeit geprüft. Lässt sich das System ohne erhöhten Druck spülen / bzw. ist das Aspirieren von Blut möglich, kann das System zur Therapie angeschlossen werden. Sofern eine Blutentnahme benötigt wird, müssen die ersten entnommenen 5ml Blut verworfen werden. Nach Beendigung der Infusion / Injektion / Blutentnahme kann das System mit 10ml Kochsalzlösung und anschließend mit Heparin (meist 100U/ml in 2ml) gespült werden (Sitzmann, 2003). Die Hubernadel kann nun gezogen werden, während man die Portkammer zwischen Zeigefinger und Daumen fixiert. Sollte die Huber - Nadel nicht entfernt werden, muss diese mit sterilen Tupfern befestigt werden.

Bei Nachweis bestimmter Infektionserreger in der Blutkultur (z.B. Staphylococcus aureus, gramnegative Erreger) ist die frühzeitige Explantation des Katheters zu erwägen. Bei Infektion der Porttasche, Nachweis eines Thrombus und bei Auftreten septischer Infiltrate ist der infizierte Portkatheter umgehend zu entfernen (Sitzmann, 2003).

1.1.5. Vorteile und Nachteile der Broviac / Hickman - Katheter und Port

Die Entscheidung für ein Kathetersystem muss in Abwägung der jeweiligen Vor - / und Nachteile in enger Kooperation mit dem Patienten und seinen Angehörigen getroffen werden. Neben den unterschiedlichen Kosten der Systeme sollten individualspezifisch folgende Vor - bzw. Nachteile in Betracht gezogen werden:

Tabelle 1: Vorteile und Nachteile von getunnelten (TCVAD) und voll implantierten (ICVIP) CVAD (Simon, 2005)

Getunnelte Katheter (Broviac, Hickman, Groshong[1])

Vorteile:

- Keine Punktion erforderlich, kann noch am Operationstag angeschlossen werden.
- In der Regel dreilumiges System:
  Zusätzliche periphere Verweilkatheter seltener erforderlich.
  Ermöglicht die parallele Gabe inkompatibler Infusate und großer Volumina.

Nachteile:

- Erhebliche Störung des Körperbildes, auch in ambulanten Therapiephasen.
- Risiko der akzidentiellen Dislokation durch Zug am System.
- Wird wöchentlich gespült; die regelmäßige Spülung und das Blocken durch Heparin-haltige Lösungen beruht jedoch nicht auf kontrollierten Studien.
- Kann auch dann kontaminiert und infiziert werden, wenn er nicht in Gebrauch ist.
- Baden und Duschen nur eingeschränkt möglich.
- Häufiger Lokalinfektionen an der Eintrittsstelle, Gefahr der Tunnelinfektion.

ICVIP (Port)

Vorteile:

- Geringere Beeinträchtigung des Körperbildes, wenn nicht in Gebrauch.
- Patient darf 12 Stunden nach Entfernung der Huber - Nadel baden und duschen (Punktionsstelle mit Wasser- undurchlässigem Pflaster schützen)
- Nach Verschluss der Punktionsstelle nur sehr geringes Risiko der Kontamination und Infektion; keine Dislokation bei Zug am System (Dislokation der Nadel möglich).

Nachteile:

- Aufwendigeres Implantationsverfahren.
- Höhere Kosten (System plus Huber - Nadeln)
- Sollte erst nach Abschluss der Wundheilung erstmals punktiert werden.
- Muss von medizinischem Fachpersonal oder speziell ausgebildeten Eltern punktiert werden (Schmerzen; bei jeder Punktion erneutes Risiko der Infektion, Fehlpunktion, eines Extravasates oder Hämatoms).
- Nur ein Lumen (häufiger zusätzliche periphere Verweilkatheter erforderlich).
- Durch Turbulenzen in der Kammer häufiger Thrombosierung und mechanische Okklusion
- Lokalinfektionen können sich auf die Portkammer ausweiten und sind dann schwierig zu

> behandeln.
> - Wenn ein infizierter ICVIP explantiert werden muss, resultiert eine tiefe Wunde (Porttasche), häufig mit verzögerter und entstellender sekundärer Wundheilung (ggf. ist aus kosmetischen Gründen eine Zweitoperation erforderlich).
>
> [1] Beim Groshong - Katheter verhindert ein an der Katheterspitze gelegenes Ventil den (außer bei der Blutentnahme) unerwünschte Rückstrom von Blut in den Katheter.

1.2. Schmerz in der pädiatrischen Onkologie

„Pädiatrische Patienten benötigen nur selten Schmerzmedikamente. Im Allgemeinen tolerieren sie Schmerzen gut." Noch 1968 wurde diese Empfehlung in einem amerikanischen Übersichtsartikel ausgesprochen (Zernikow, 2003). Bis heute bestehen trotz stetiger Fortschritte in der pädiatrischen Schmerztherapie erhebliche Defizite (Frank et al, 2002). Häufig gelten die Bemühungen in Richtung Qualitätsverbesserung für erwachsene Patienten, die sich differenziert artikulieren und somit ihre Bedürfnisse äußern können. Kindern fehlt diese Möglichkeit; meist werden Mimik, Gestik und Artikulation fehlinterpretiert (Zernikow, 2003). Aus dem Irrglauben heraus, Kinder würden weniger Schmerzen empfinden und sich an diese anschließend nicht erinnern können, aufgrund der eingeschränkten Kommunikationsfähigkeit und aus Mangel an Erfahrung mit Schmerztherapie im Kindesalter, wird diese in der Pädiatrie noch immer stark vernachlässigt.

Besonders in der pädiatrischen Onkologie sind die Patienten häufigen, invasiven und meist schmerzhaften Eingriffen ausgesetzt.

Neben den chronischen Schmerzen, die aus der Ätiologie der Erkrankung oder ihrer Behandlung resultieren, haben die Patienten im Klinikalltag häufig kurzandauernde Schmerzen zu erleiden. Diese begleiten notwendige Eingriffe wie z.B. Venen - und Portpunktionen, Punktionen des Knochenmarks und Liquors.

Der kurz andauernde Schmerz, auch Akutschmerz genannt, ist dadurch gekennzeichnet, dass er rasch nach Beseitigung der Schmerzursache wieder verschwindet. Dementsprechend kann diese Art von Schmerz durch eine sinnvolle Therapie erheblich gelindert werden.

Der Akutschmerz: (Schmerzzentrum des Universitätsklinikum Freiburg, 2002)

* hat eine Signal- und Warnfunktion und somit eine biologische Bedeutung
* ist Zeichen einer Krankheit oder Funktionsstörung
* ändert seine Lokalisation, seinen Ort nicht, er weitet sich nicht auf andere Organe oder Regionen aus, greift nicht auf die Seele über
* wird oft von Angst begleitet

Ein häufiger Eingriff im Klinikalltag der pädiatrisch - onkologischen Patienten ist die Punktion des Port - Katheters; beispielsweise erfolgen bei der Behandlung der akuten lymphoblastischen Leukämie (ALL) ca. 25 - 40 Portpunktionen während der intensiven Therapiephase. Der Portkatheter bietet erhebliche Vorteile im Alltag der Kinder durch geringe Beeinträchtigung des Körperbildes, ermöglicht das Duschen; des Weiteren ist keine Dislokation des Systems möglich (vergleiche Tabelle 1). Demgegenüber stehen die Einstichschmerzen bei Punktion des Katheters. Heute weiß man, dass die meisten Kinder die stärksten Schmerzen bei Einstichen durch Injektionskanülen und Lancetten empfinden (Zernikow et al., 2002). Dieser so genannte Hautschmerz entsteht durch Reizung der Nozizeptoren. Dieser Schmerz kann sowohl hell und stechend, als auch dumpf und diffus erlebt werden. Der helle Schmerz wird sofort wahrgenommen und führt zu fluchtartigen Reflexen; wohingegen der dumpfe Schmerz eine Schonhaltung bewirkt. Nachdem der subkutane Nadelstich die Nozizeptoren reizt, erfolgt anschließend die Weiterleitung des Signals im Rückenmark über dünne unmyelisierte C - Fasern.

Wichtig ist dabei, dass die Nozizeptoren abhängig von der Reizstärke auch auf Umweltreize reagieren. In der Medulla oblongata werden die Signale wahrgenommen. Im Gehirn findet eine Aktivierung der deszendierenden Schmerzbahnen statt. Infolge der Impulsübertragung auf sympathische Nervenfasern kommt es neben einer Hemmung der Darmmotilität sowie Abnahme der Durchblutung zu schmerzverstärkenden Reflexen. Das Kind nimmt nun bewusst den Ort, die Stärke und die Dauer der Schmerzen wahr.

Schmerzempfindung und seelische Belastung

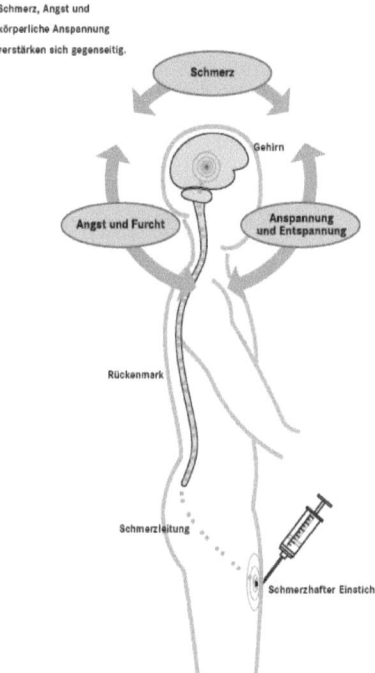

Abb. 5: Schmerzempfindung und seelische Belastung (Zernikow, 2002)

In einem Erfahrungsbericht eines Vaters beschreibt dieser die Angst vor dem schmerzhaften Eingriff der Portpunktion:

„Morgen der kompromisslose Tag in der Klinik - Wachen am Bett, wie haben sich die Werte verbessert oder verschlechtert, Medizin einnehmen, wie verkraftet ein so kleines Kind das, wird alles wieder gut, funktioniert der Port noch. Am schlimmsten aber der Pieks. Die Angst vor dem Anstechen ist sehr groß und wird immer größer."

Erfahrungsbericht eines Vaters (Herold, 2002).

Das Gefühl, einer Schmerzsituation hilflos und ohne Möglichkeit der Einflussnahme ausgeliefert zu sein, führt zu Angst und Unsicherheit (Zernikow et al., 2002). Um die Angst und Anspannung vor einem schmerzhaften Eingriff (z.B. dem Anstechen des Ports) zu lindern, kann das Kind in das Geschehen miteinbezogen werden (z.B. Sitzposition bestimmen, Pflaster auspacken, usw.).

Durch vermehrte Kontrolle über die Situation verringern sich die empfundenen Schmerzen. Beispielsweise sollte das Kind mitbestimmen, ob es zur Portpunktion ein lokales Betäubungspflaster erhält. So kann der Kontrollverlust und die Anspannung vor dem Eingriff gelindert werden.

In der Kinderklinik der Medizinischen Hochschule Hannover wird die häufig notwendige, für Kinder schmerz - und angstbesetzte Portpunktion in den meisten Fällen ohne ein lokal wirkendes Anästhetikum durchgeführt. Größere Eingriffe wie z.B. die Lumbalpunktion werden durch verschiedene Analgetika weit reichend abgedeckt, so dass die Kinder diese Eingriffe meist nur wenig bewusst erleben. Da es bisher nicht zum Standard gehörte, den Port mit vorheriger lokaler Betäubung anzustechen, sollte diese Studie unter anderem zur generellen Anästhesie des Portbezirkes vor der Punktion beitragen. Dabei sollte in dieser Studie die Wirksamkeit des Lokalanästhetikums (LA) EMLA® im Hinblick auf die Schmerzreduktion bei unterschiedlicher Einwirkzeit untersucht werden.

Die grundsätzliche Wirksamkeit des Lokalanästhetikums ist in verschiedenen Studien bereits beschrieben worden. Fetzer stellt beispielsweise 2002 die schmerzlindernde Wirkung des lokalen Anästhetikums bei Venenpunktion vor. Kundur et al., 2002 beschreibt die schmerzreduzierende Wirkung des Pflasters auf Schleimhäuten. Eine spezielle Studie mit Kindern zeigt, dass das lokale Anästhetikum auch bei pädiatrischen Patienten effektiv eingesetzt werden kann und wird insbesondere zur Venenpunktion empfohlen (Singh et al., 1998).

Dementsprechend ist vielfach bestätigt, dass das lokale Anästhetikum bei Erwachsenen und Kindern zur lokalen Schmerzreduktion beiträgt; hinsichtlich der Einwirkzeit gibt es jedoch keine ausreichenden Daten bei Kindern, die eine zuverlässige Aussage über die minimal notwendige Zeit bis zur Schmerzreduktion ermöglichen. In der Gebrauchsinformation des Herstellers gelten Richtlinien zur Einwirkzeit von mindestens einer Stunde vor dem Eingriff; nach Entfernen des Pflasters beträgt die Anästhesiedauer wenigstens eine weitere Stunde. Diese Angaben gelten jedoch gleichermaßen für Erwachsene, Jugendliche ab zwölf Jahren, Kinder und Kleinkinder ab einem Jahr. Dabei ist nicht berücksichtigt, dass sich die Hautdicke der Kinder von denen der Erwachsenen unterscheidet. Aufgrund der zarteren Haut könnte bei Kindern eine geringere Einwirkzeit vermutet werden, so dass in dieser Studie die für Erwachsene empfohlene Einwirkzeit von 60 Minuten gegen eine geringere Einwirkzeit von 40 Minuten untersucht wurde. Sollte eine kürzere Einwirkung bei Kindern ausreichend sein, könnte der Katheter relativ zügig nach Ankunft des Kindes in der Klinik benutzt werden, so dass die schmerzreduzierende Maßnahme den organisatorischen Ablauf einer ambulanten Therapie kaum verzögert.

Abschließend lässt sich feststellen, dass Studien zur genauen Einwirkzeit des lokalen Anästhetikums EMLA® bei Kindern nicht vorliegen. Da viele Kinder die Portpunktion als einen der schmerzvollsten Eingriffe ansehen, ist es wichtig, auch bei diesem lokalen, schnell durchgeführten Eingriff nicht auf eine Schmerztherapie zu verzichten, auch wenn es durch diese Maßnahme zu einer zeitlichen Verzögerung kommen kann.

Um einerseits eine optimale Schmerztherapie, andererseits eine schnellstmögliche Versorgung der Kinder zu gewährleisten, sollte die vorgelegte Studie für die Betroffenen Erkenntnisgewinn liefern.

1.3. Fragestellung

- Gibt es Unterschiede bezüglich der Schmerzreduktion bei einer Einwirkzeit des EMLA - Pflasters® von 40min / bzw. von 60min?
- Gibt es Unterschiede in der Schmerzwahrnehmung bei unterschiedlicher EZ (Einwirkzeit) des lokalen Anästhetikums durch die Kinder, den Untersucher und die Eltern?
- Gibt es Unterschiede in der Auswertung der Schmerzwahrnehmung durch verschiedene Schmerzskalen?
- Wird die Schmerzwahrnehmung durch Co – Variablen, wie beispielsweise der Portliegezeit oder dem Alter des Kindes beeinflusst?

2. Material und Methoden

2.1. Material

2.1.1. Lokales Anästhetikum

In der vorliegenden Studie wurde das Lokalanästhetikum EMLA® ausschließlich als Pflaster angewendet, daher beschränken sich die folgenden Angaben auf diese Darreichungsform.

Das EMLA® - Pflaster kann bei nahezu allen Lancetten - / oder Kanülen-Injektionen angewendet werden. Auch bei Eingriffen wie z.b. der Lumbal -, Knochenmark - oder Portpunktion kann der Einstichschmerz gelindert werden. Eine weitere wichtige Indikation für die Anwendung des Anästhetikums stellen intramuskuläre Injektionen, wie z.B. Impfungen dar. Das Pflaster lässt sich auch bei leicht geschädigter Haut anwenden, beispielsweise bei Schürfwunden oder kleinflächigen Verbrennungen.

Ein EMLA® - Pflaster besteht aus den Lokalanästhetika Lidocain (25mg) und Prilocain (25mg) sowie aus Arlatone als Emulgator, Carbamol als Verdickungsmittel, Natriumhydroxid zur Alkalisierung und Wasser. Die Mixtur im Pflaster ist bei Raumtemperatur flüssig und stabil.

Die Lokalanästhetika durchdringen die Haut und blockieren an der Zellmembran die Natriumkanäle. So wird der depolarisierende Natriumeinstrom gehemmt, ein Aktionspotential verhindert und dadurch die Erregungsweiterleitung der Nervenfaser unterbunden (Zernikow, 2003).

Die Kosten für ein `Schmerzpflaster´ betragen pro Stück 3,57 Euro (Stand 17.04.2009).

Da die Lokalanästhetika auf kleinere Gefäße wirken, können lokale Nebenwirkungen wie Blässe oder Rötung auftreten. Anfangs kann es gegebenenfalls zu einem leichten Jucken oder Brennen kommen. Aufgrund der Abdeckung können weiterhin Ödeme beobachtet werden. All diese Nebenwirkungen sind rasch rückläufig und bedürfen keiner gesonderten Therapie. Allergische Reaktionen gegenüber Lokalanästhetika vom Amidtyp sind äußerst selten. Prilocain kann in hohen Dosierungen eine Erhöhung des Methämoglobinspiegels verursachen. Der in mehreren Studien gemessene Anstieg lag jedoch weit unterhalb einer toxischen Konzentration. Riskant ist dieser Anstieg für Frühgeborene sowie Kleinkinder; daher sollte EMLA® nicht zeitgleich mit anderen Methämoglobinbildnern verwendet werden.

EMLA® darf weiterhin nicht eingesetzt werden bei Überempfindlichkeit gegenüber Lokalanästhetika vom Amid - Typ wie z.B. Lidocain und Prilocain (extrem selten) oder einem der anderen in EMLA® enthaltenen Bestandteile (Fladrich, 2007).

2.1.2. Schmerzdiagnostik

Schmerzphänomene sind durch einen subjektiven Charakter und ihre Multidimensionalität gekennzeichnet. Nach Handwerker (Handwerker, 1984) ist *„...der Schmerz eines anderen Menschen nicht unmittelbar, sondern nur durch beabsichtigte oder unwillkürliche Mitteilungen erfassbar."* Der eigentliche Schmerz ist nicht messbar, so dass ein mehrdimensionales Messmodell zu Erfassung der Schmerzen verwendet werden muss. Die Messung des Schmerzempfindens bei Kindern ist durch mangelnde kognitive Fähigkeiten, ein entwicklungsbedingtes Fehlen des Körperschemas sowie ein hohes Ausmaß an Emotionalität zusätzlich erschwert. Unter sorgfältiger Berücksichtigung des körperlichen Allgemeinzustandes, der Art der Schmerzen, des Einflusses kognitiver und emotionaler Entwicklungsfaktoren und des psychologischen Status lässt sich jedoch auch für Kinder eine aussagekräftige Schmerzdiagnostik durchführen.

So wurden in dieser Studie die Schmerzangaben des Kindes mit denen der Eltern und des Untersuchers kombiniert.

Dem Beziehungsaspekt diagnostischer Prozesse sollte gerade mit Kindern mehr Aufmerksamkeit geschenkt werden (Frank, 2002). Das Beziehungsgeschehen zwischen dem Kind und dem Arzt spielt eine wichtige Rolle beim subjektiven Schmerzerleben, da sowohl eine kindgerechte Gestaltung der Untersuchungssituation als auch die unterschiedliche Hinwendung zum Schmerzerlebnis das Empfinden des Kindes beeinflussen kann.

2.1.2.1. Visuelle Analog - Skala

- Geeignet für Kinder zwischen drei und 18 Jahren, die Eltern der Kinder und den Untersucher

|———————————————————————————|

kein Schmerz   stärkster vorstellbarer Schmerz

Abb. 6. Visuelle Analog – Skala (O`Rourke, 2004; Hain, 1997)

Die Visuelle Analog-Skala gehört zu den eindimensionalen Rating - Skalen. Die zehn cm lange horizontale Linie mit den Polen „kein Schmerz" und „stärkster vorstellbarer Schmerz" erlaubt Kindern zwischen drei und 18 Jahren eine schnelle Einschätzung der aktuellen Schmerzintensität. Da diese Skala weder farbig noch graphisch gestaltet ist, füllten die Kinder in der vorliegenden zusätzlich die Gesichterskala nach Bieri aus (s. u.).

2.1.2.2. Gesichter - Skala nach BIERI

- Geeignet für Kinder zwischen sieben und 18 Jahren

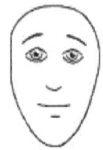 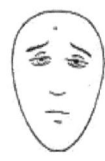 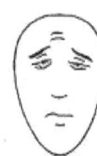 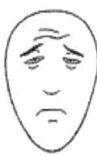 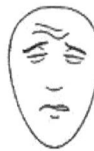 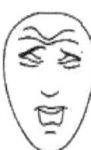

Abb. 7. Gesichter- Skala nach BIERI (Hicks, 2001)

Die Gesichter-Skala nach Bieri, Pain, 1990 eignet sich für Kinder im Alter von sieben bis 18 Jahren. Die Messung der Schmerzintensität erfolgt hierbei durch eine Skala von sechs Erwachsenengesichtern (Eins - Sechs). Diese spiegeln die Empfindungen „kein Schmerz" bis „schlimmstmöglicher Schmerz" wider. Dieser Test wird von den Kindern schnell verstanden und die Schmerzempfindung lässt sich relativ sicher auf die Skala übertragen.

2.1.2.3. Kindliche Unbehagens - und Schmerz - Skala (KUSS)

- Geeignet für Eltern und Untersucher bei Kindern im Alter zwischen zwei und sechs Jahren

Tabelle 2. Kindliche Unbehagens - und Schmerz – Skala (Büttner, 1998)

Beobachtung	Bewertung	Punkte	Beurteilung durch die Eltern/ Untersucher
Weinen	Gar nicht	0	
	Stöhnen, Jammern	1	
	Wimmern, Schreien	2	
Gesichtsausdruck	Entspannt, lächelt	0	
	Mund verzerrt	1	
	Mund und Augen grimmassiert	2	
Rumpfhaltung	Neutral	0	
	Unstet	1	
	Aufbäumend, Krümmend	2	
Beinhaltung	Neutral	0	
	Strampelnd, tretend	1	
	An den Körper gezogen	2	
Motorische Unruhe	Nicht vorhanden	0	
	Mäßig	1	
	Ruhelos	2	
	Summe		

Aufgrund der fehlenden oder ungenauen Kommunikationsfähigkeit erfolgte die Schmerzdiagnostik bei kleinen Kindern zusätzlich durch die Eltern, als auch den Untersucher anhand der KUSS - Skala. Die Skala besteht aus fünf Kategorien; in jeder Kategorie werden zwischen null und zwei Punkten vergeben.

Entwickelt wurde die Skala für Kleinkinder mit postoperativen Schmerzen, sie findet aber auch bei akuten Eingriffen Verwendung.

2.2. Methoden

Vor Beginn der Studie genehmigte die Ethik – Kommission der Medizinischen Hochschule Hannover das Projekt.

Es wurden 80 Kinder im Alter zwischen zwei und 18 Jahren aus der Abteilung Hämatologie / Onkologie der Kinderklinik in die Studie einbezogen. Den Kindern wurde zu therapeutischen Zwecken ein zentralvenöser subkutaner Port – Katheter implantiert. Zum Zeitpunkt der Teilnahme an der Studie sollte im Portbereich keine Infektion bestehen. Eine Randomisierung ergab, ob das EMLA® - Pflaster bei der ersten Teilnahme der Studie 40min oder 60min vor dem Anstechen des Ports appliziert wurde. Ein schriftliches Einverständnis durch die Eltern ging der Randomisierung voraus (siehe Anhang).

Wenn die Kinder im Verlauf der Therapie eine Port - Punktion benötigten, wurde ein Pflaster über der Portkammer appliziert und die Uhrzeit auf dem Pflaster notiert.

Das Pflaster sollte in der Form angebracht werden, dass die Cellulose-Scheibe den zu anästhesierenden Bezirk abdeckte.

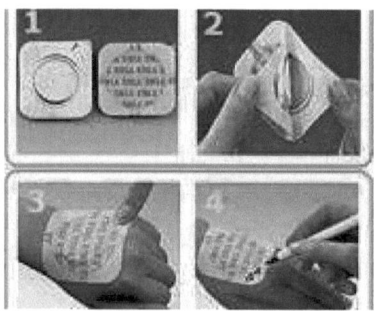

Abb. 8. Anwendung des EMLA® - Pflasters (Fladrich, 2006)

Nach Entfernung des Pflasters nach 40min bzw. 60min konnte die Region sorgfältig desinfiziert werden. Nach der Punktion wurden mit Hilfe der oben beschriebenen Schmerzskalen das Kind, der anwesende Elternteil und der Untersucher gebeten, den Schmerz der Punktion zu beurteilen.

Sofern das Kind in die Gruppe 40 / 60 (Gruppe 1) randomisiert wurde, fand die erste Punktion nach einer Einwirkzeit von 40min statt; erschien das Kind erneut zur Therapie, wirkte das EMLA® - Pflaster 60min ein bevor der Port benutzt wurde; in Gruppe 2 verhielt es sich entgegengesetzt.

Der Zeitraum zwischen der ersten und der zweiten Punktion betrug meist wenige Tage; in einigen Fällen wenige Wochen.

3. Ergebnisse

3.1. Patienten

Zur Fallzahlberechnung der Patienten erfolgte eine statistische Beratung durch das Institut für Biometrie der Medizinischen Hochschule Hannover. Bei 2 – seitigem Test mit einer Power von 80%, einem Signifikanz – Niveau von 0,05 und einem mittleren Unterschied der Schmerzen von 1 auf der VAS und einer Standard – Abweichung der Unterschiede von 3 wären n = 37 Patienten pro Gruppe erforderlich. Daher wurde das Studien – Design mit n = 40 Patienten kalkuliert. Dies wiederum bedeutet, dass für zwei Gruppen insgesamt 80 Kinder rekrutiert wurden.

Die vorliegende Studie umfasste 243 Patienten, denen im Zeitraum von November 2004 bis April 2009 ein zentralvenöses Kathetersystem implantiert wurde. Bei 136 Kindern der 243 Patienten wurde ein Portsystem gewählt. Von den 136 Patienten nahmen 87 Kinder an der Studie teil.

Die Patienten wurden sowohl aus der pädiatrischen - onkologischen Akutambulanz, als auch von der onkologischen Station der Kinderklinik der Medizinischen Hochschule Hannover rekrutiert. Alle Patienten im Alter von zwei bis 18 Jahren (siehe Ein - / Ausschlusskriterien) wurden angesprochen und bezüglich der Teilnahme an der Studie befragt. Von den 136 befragten Patienten willigten 87 Kinder in die Teilnahme ein. Gründe für die Nicht – Teilnahme sind aus dem Flussdiagramm (Abb. 9) ersichtlich.

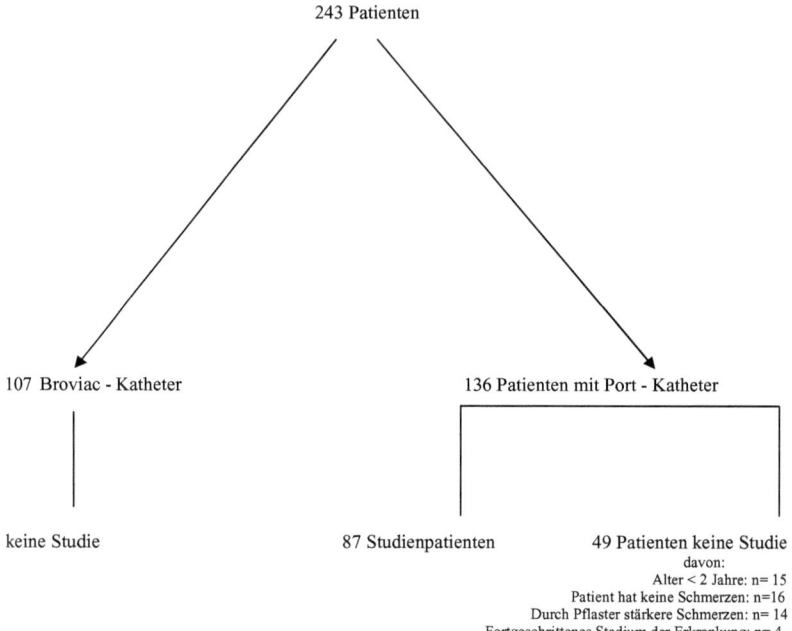

Abbildung 9: Patientenübersicht

3.1.1. Studienaufbau

Nach Aufklärung wurde bei den in der Studie eingeschlossenen Patienten im Rahmen anstehender Chemotherapien zu zwei unterschiedlichen Terminen (innerhalb weniger Tage bis wenige Wochen) jeweils einmal die Portkammer angestochen. Je nach Randomisierungsergebnis wurde zum Zeitpunkt 1 nach 40min, zum Zeitpunkt 2 nach 60min Einwirkzeit des EMLA® Pflasters oder in umgekehrter Reihenfolge die Portkammer angestochen.

In einer Pilotphase zu Beginn der Studie wurden die ersten teilnehmenden Kinder zusätzlich an einem weiteren Termin ohne das lokale Anästhetikum punktiert und ihre Schmerzwahrnehmungen aus Sicht der Kinder, der Eltern und der Untersucher notiert.

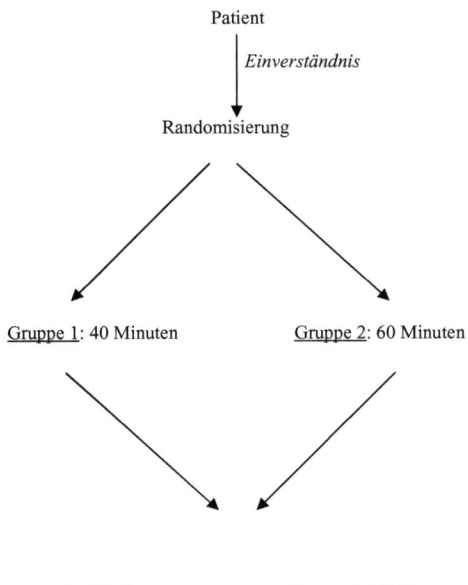

Abbildung 10: Studienaufbau

3.1.2. Geschlechterverteilung der Patienten

Tabelle 3: Geschlechterverteilung Patienten (n=87)

			Gruppe		Gesamt
			1: 40-60	2: 60-40	
Geschlecht	männlich	Anzahl	21	18	39
		% von Gruppe	48,8%	40,9%	44,8%
	weiblich	Anzahl	22	26	48
		% von Gruppe	51,2%	59,1%	55,2%
Gesamt		Anzahl	43	44	87
		% von Gruppe	100,0%	100,0%	100,0%

Tabelle 3 zeigt die Verteilung der Geschlechter in den jeweiligen Gruppen. Die weiblichen Patienten überwogen. Die Geschlechterverteilung in den beiden Gruppen zeigte keinen signifikanten Unterschied. Dadurch wurden Effekte, die von Beginn an die Studie beeinflussen könnten, ausgeschlossen.

3.1.3. Altersverteilung der Patienten

Die Altersspannweite der Patienten betrug 16,5 Jahre. Die jüngsten Patienten waren 2,0 Jahre; die ältesten 18,5 Jahre alt. Der Mittelwert betrug 10,19 Jahre, und fiel in beiden Gruppen (40 – 60 / 60 - 40) nahezu gleich aus.
Die Altersverteilung wird aus Tabelle 4 ersichtlich.

Tabelle 4: Altersverteilung (Altersklassen)

Alter	Männlich		Weiblich	
	Anzahl Patienten	%	Anzahl Patienten	%
2-4 Jahre	12	30,7	5	10,4
5-9 Jahre	10	25,7	16	33,3
10-14 Jahre	12	30,7	21	43,8
15-18 Jahre	5	12,8	6	12,5
Gesamt	n= 39	100	n= 48	100

Eine Häufung war bei den Jungen für die Altersgruppen 2 - 4 und 10 - 14 Jahre, bei den Mädchen für die Altersgruppe 5 – 14 Jahre sichtbar.

3.1.4. Grunderkrankungen

Die Therapie unter Anwendung implantierter Portkatheter wurde bei Patienten mit unterschiedlichen onkologischen Grunderkrankungen durchgeführt. Tabelle 5 zeigt die Aufteilung der verschiedenen Erkrankungen.

Tabelle 5: Grunderkrankungen

Diagnose	Anzahl Patienten	%
Leukämie	36	41,4
ZNS- Tumoren	1	1,2
Maligne Lymphome	4	4,6
Weichteiltumoren *	14	16,1
Keimzelltumoren	3	3,5
Knochentumoren**	15	17,2
Nierentumoren	2	2,3
Tumoren des symphatischen Nervensystems/ Neuroblastom	5	5,8
Sonstige Diagnosen ***	7	8,0
Gesamt	n= 87	

* 1: Weichteiltumoren (Rhabdomyosarkom, PNET, Synovialsarkom, Fibrosarkom/ Desmoidtumor, Leiomyosarkom, Histiozytose)
** 2: Knochentumoren (Osteosarkom, Ewing-Sarkom)
***3: Sonstige Diagnosen: Schwere aplastische Anämie, Sichelzellanämie, Thalassämie, hepatozelluläres Karcinom

3.2. Erfassung der Patientendaten und Datendokumentation

Zur Auswertung wurden folgenden Daten erhoben:
(siehe Anlage)

- Name, Vorname
- Geschlecht
- Geburtsdatum
- Diagnose
- Ankunft in der Ambulanz
- Zeitpunkt der Applikation des EMLA® - Pflasters
- Zeitpunkt der Port - Punktion
- Datum der Portimplantation
- Größe der Portnadel
- Unerwünschte Ereignisse / Nebenwirkungen
- Schmerzbewertung anhand der Visuellen Analog - Skala (durch das Kind, die Eltern und den Untersucher) /
  anhand der KUSS - Skala bei Kindern zwischen zwei und sechs Jahren durch die Eltern und den Untersucher sowie der BIERI - Skala durch das Kind den Untersucher und die Eltern (siehe Anlage, Schmerzbewertung)
- Sonstige Anmerkungen

Die statistische Auswertung erfolgte mit den Programmen Microsoft Excel 2003 und SPSS 18 (SPSS Inc., Chicago/ ILL).
Für Mittelwertvergleiche stetiger Zufallsgrößen wurde der Zweistichproben-t-Test verwendet. Im Falle ordinal skalierter Messgrößen wurden zum Vergleich von zwei Verteilungen nichtparametrische Tests (Wilcoxon signed rank Test) verwendet. Die Unabhängigkeit zweier kategorialer Messgrößen wurde mit Pearson's Chi-Quadrat-Test in Kreuztabellen getestet. Zur Beurteilung des Zusammenhangs zweier Messgrößen wurden Korrelationen nach Pearson berechnet. Das Signifikanzniveau für alle verwendeten Tests wurde einheitlich auf 0,05 (5 %) festgelegt.

3.3. Auswertung der Pilotphase anhand der Visuellen Analog – Skala

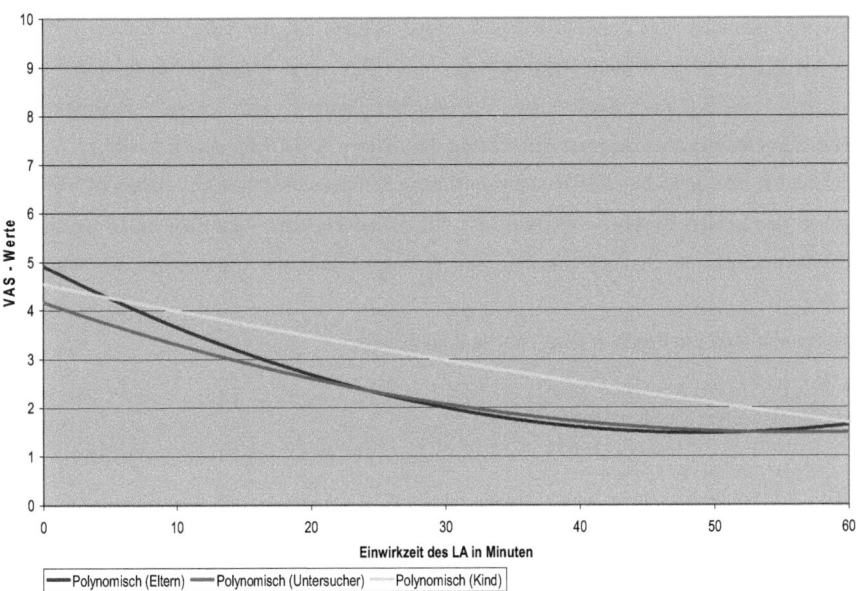

Abbildung 11: Auswertung der Pilotphase. Die polynomische Trendlinie ist eine Kurve, die verwendet wird, wenn Daten fluktuieren. In diesem Liniendiagramm wurde sie gezeigt, um die Abnahme der Werte zu verdeutlichen.

In der Pilotphase der Studie wurden die Schmerzwahrnehmungen aus Sicht der Kinder, der Eltern und der Untersucher im Vergleich der Einwirkzeiten (EZ) von 0min; 40min und 60min notiert. So ergab sich eine Beobachtung der Schmerzwahrnehmung ohne und mit lokalem Anästhetikum zu unterschiedlichen EZ. Abbildung 11 zeigt die Reduktion der Schmerzwahrnehmung der Teilnehmer durch die EZ eines lokalen Anästhetikums (N = 3).

3.4. Auswertung der Schmerzreduktion durch die Einwirkzeiten anhand der Visuellen Analog – Skala

In den Auswertungen der Beurteilung des Schmerzes nach der Visuellen Analog – Skala (VAS) zeigte sich aus Sicht der Eltern folgendes Bild: Nach einer Einwirkzeit von 40min wurden Schmerzempfindungen von minimal 0 bis maximal 8,2 notiert, der Unterschied zu 60min mit Werten von 0 bis 10,0 war nicht signifikant (p = n.s.). Ein vergleichbares Bild fand sich bei den Untersuchern; auch aus Sicht der Untersucher zeigte sich keine Reduktion der Schmerzwahrnehmung nach längerer Einwirkzeit des lokalen Anästhetikums (p = n.s.).
Aus Sicht der Kinder jedoch ließ sich eine signifikante Schmerzabnahme verzeichnen (p > 0,001).

Zwischen den beiden Gruppen (40 / 60; 60 / 40) bestanden keine signifikanten Unterschiede in den Wahrnehmungen der Schmerzabnahme aus Sicht der Eltern, der Untersucher, sowie aus Sicht der Kinder.

Auszugsweise sind die Ergebnisse in Tabelle 6 dargestellt:

Tabelle 6: Auswertung der Visuellen Analog – Skala

Gruppe		Eltern, 40 min Einwirkzeit	Eltern, 60 min Einwirkzeit	Untersucher, 40 min Einwirkzeit	Untersucher, 60 min Einwirkzeit	Kind, 40 min Einwirkzeit	Kind, 60 min Einwirkzeit
Gruppe1 40-60	N	41	42	41	42	41	42
	Mittelwert	2,3	2,1	2,5	2,1	3,6	1,8
	Standardabweichung	2,1	2,3	2,4	2,2	3,0	2,2
	Minimum	0,0	0,0	0,0	0,0	0,0	0,0
	Maximum	6,6	10,0	8,1	7,8	9,6	10,0
	Spannweite	6,6	10,0	8,1	7,8	9,6	10,0
Gruppe2 60-40	N	43	43	43	43	43	43
	Mittelwert	2,1	1,8	2,2	1,9	3,4	1,7
	Standardabweichung	2,2	2,1	2,2	2,3	3,1	2,2
	Minimum	0,0	0,0	0,0	0,0	0,0	00
	Maximum	8,2	8,0	9,2	9,4	9,9	9,8
	Spannweite	8,2	8,0	9,2	9,4	9,9	9,8
Total	N*	84	85	84	85	84	85
	Mittelwert	2,2	1,9	2,3	1,9	3,5	1,7
	Standardabweichung	2,1	2,2	2,3	2,2	3,0	2,2
	Minimum	0,0	0,0	0,0	0,0	0,0	00
	Maximum	8,2	10,0	9,2	9,4	9,9	10,0
	Spannweite	8,2	10,0	9,2	9,4	9,9	10,0

*Nicht – auswertbare Messungen waren die Ursache für die reduzierte Fallzahl (N= 84).

3.4.1. Schmerzwahrnehmungen anhand der VAS aus Sicht der Eltern

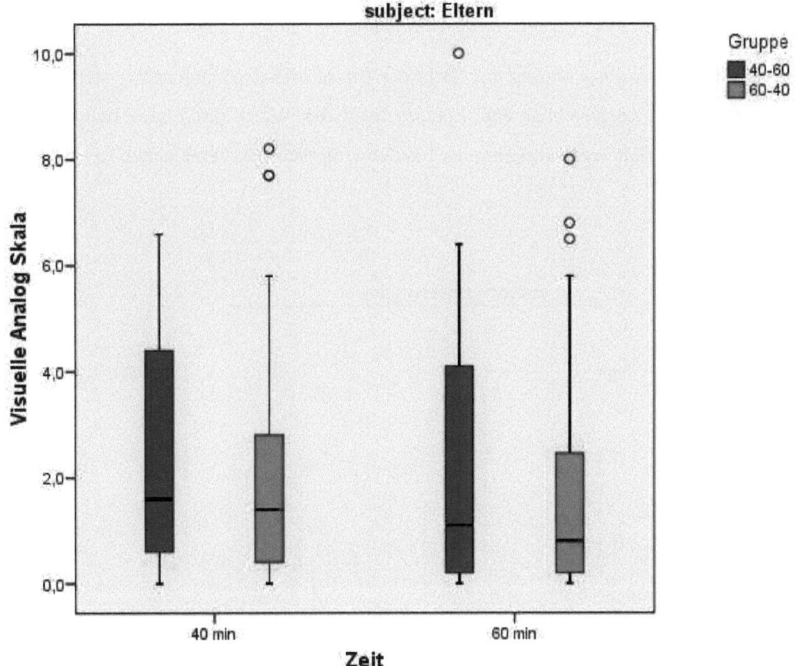

Abbildung 12: Schmerzwerte anhand der VAS aus Sicht der Eltern (Auswertung der vorliegenden Studienergebnisse)

Aus Sicht der Eltern ließ sich keine signifikante Schmerzreduktion nach längerer Applikationszeit des lokalen Anästhetikums verzeichnen.

Im Boxplot zeigt sich, dass der Mittelwert der Schmerzwahrnehmungen aus Sicht der Eltern nach 40min bei 2,2 lag (Spannweite 8,2); der Unterschied zur mittleren Schmerzwahrnehmung nach 60min (1,9 auf der VAS, Spannweite 10,0) war nicht signifikant (p = n.s.). Die 60 / 40min – Gruppe (Gruppe 2, N = 43) zeigte im Mittel geringere Werte als Ausdruck der Schmerzwahrnehmung auf der VAS – Skala, der Unterschied zur 40 / 60min – Gruppe (Gruppe 1, N = 42) war jedoch ebenfalls nicht signifikant (p = n.s.).

3.4.2. Schmerzwahrnehmungen anhand der VAS aus Sicht der Untersucher

Die Reduktion der Schmerzwahrnehmung aus Sicht der Eltern und der Untersucher stellte sich im Boxplot der Abbildung 13 vergleichbar dar. Entsprechend der Werte der Eltern ließ sich keine signifikante Reduktion der Schmerzwahrnehmung bei den Untersuchern verzeichnen (p = n.s.).

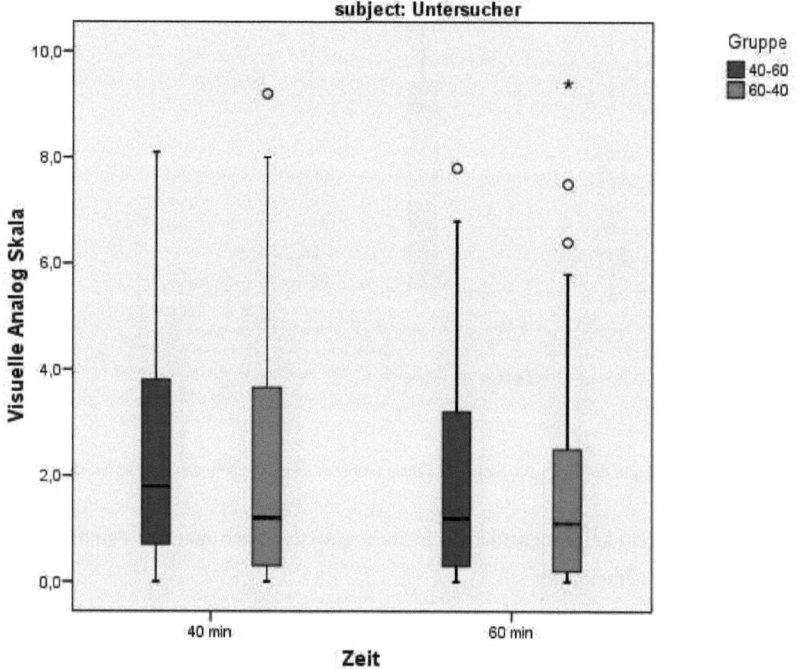

Abbildung 13: Schmerzwerte anhand der VAS aus Sicht der Untersucher (Auswertung der vorliegenden Studienergebnisse)

Das Bild der Schmerzwerte aus Sicht der Untersucher zeigte sich in der Gesamtheit homogen.
Die Gruppe, bei der das lokale Anästhetikum zunächst 60min, in einer weiteren Messung 40min appliziert wurde (Gruppe 2, N = 43) wies im Mittel einen geringen Trend zu niedrigeren Werten (Mittelwerte Gruppe 1: 2,4, 2,2; Mittelwerte Gruppe 2: 2,2, 1,9) im Vergleich zu Gruppe 1 (N = 41) auf.

3.4.3. Schmerzwahrnehmungen anhand der VAS aus Sicht der Kinder

Die Beurteilung der Schmerzwahrnehmung durch die Kinder im Kontrast zur Wahrnehmung der Eltern und der Untersucher legte dar, dass mit zunehmender Zeitdauer der Applikation des lokalen Anästhetikums die Schmerzempfindung nachließ (Abbildung 13). Der Mittelwert nach 40min lag bei 3,5 (Spannweite 9,9); nach 60min EZ fiel der Wert auf der VAS auf 1,7 (Spannweite 10,0); $p < 0,001$.

Das Diagramm macht weiterhin deutlich, dass keine Abweichung der Schmerzabnahme in den jeweiligen Gruppen bestand (Gruppe 1, N = 42, Gruppe 2, N = 43). Demnach ließ sich aus Sicht der Kinder kein Unterschied vermerken, wenn das lokale Anästhetikum zunächst 40min, dann 60min oder in umgekehrter Reihenfolge einwirkte (p = n.s.).

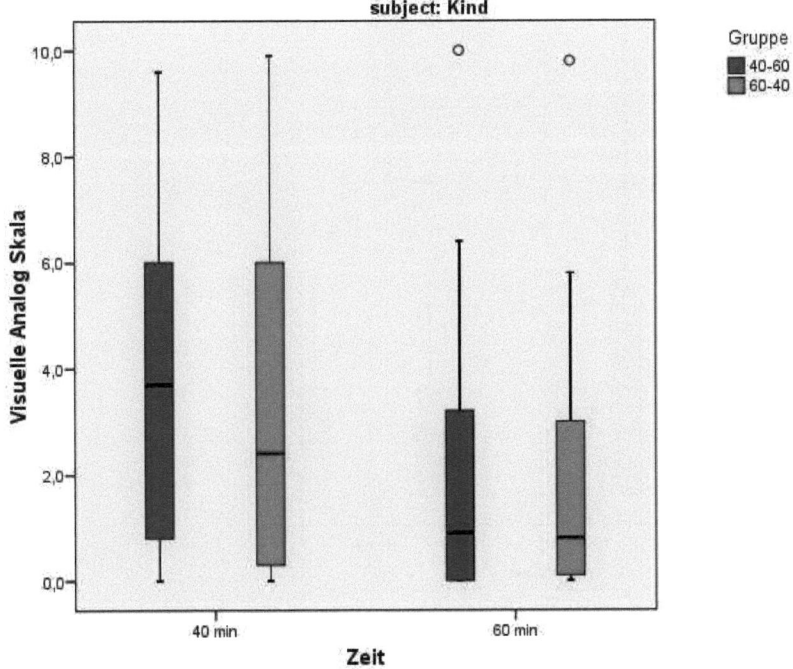

Abbildung 14: Schmerzwerte anhand der VAS aus Sicht der Kinder
(Auswertung der vorliegenden Studienergebnisse). Der Boxplot zeigt die signifikante Schmerzabnahme aus Sicht der Kinder durch das lokale Anästhetikum nach 60min EZ ($p < 0,001$).

3.5. Auswertung der Gesichter - Skala nach BIERI

Die Schmerzempfindung anhand der Gesichter - Skala (BIERI) wurde ausschließlich von den Kindern beurteilt. Mittels des Wilcoxon – Rang - Tests bestand eine grenzwertig signifikante Schmerzreduktion nach 60min Applikationszeit (p = 0,06) in beiden Gruppen (Gruppe 1, N = 42, Gruppe 2, N = 42).

Abbildung 15 verdeutlicht das Ergebnis der Auswertung.

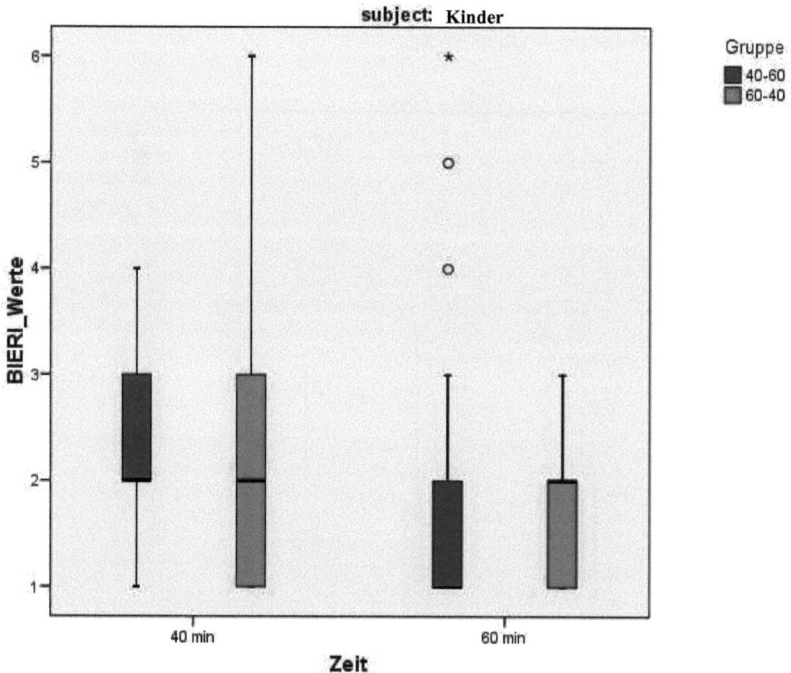

Abbildung 15: Schmerzwerte anhand der Gesichter – Skala nach BIERI aus Sicht der Kinder (Auswertung der vorliegenden Studienergebnisse). Die Kastengrafik verdeutlicht den Unterschied der Schmerzwahrnehmung bei Einwirkzeiten von 40 und 60min mit Trend zur Signifikanz.

3.6. Übereinstimmung der Werte auf den Skalen VAS / BIERI

Die Ergebnisse der Auswertungen nach der Visuellen Analog – Skala und der Gesichter – Skala nach BIERI wiesen eine Korrelation in den verschiedenen Messbereichen auf. Der Korrelationskoeffizient von `Pearson´ spiegelt den engen Zusammenhang der beiden Schmerzskalen wider ($r^2 < 0,7 = < 49\%$ linearer Zusammenhang zwischen dem geprüften Variablenpaar).

Tabelle 7: Korrelationen der Messergebnisse bezüglich der Skalen VAS und BIERI. Die mit * und ** markierten Berechnungen waren statistisch signifikant.

		BIERI_K_40	BIERI_K_60
Visuelle Analog Skala, Eltern, 40 min Einwirkzeit	Pearson Correlation	,474(**)	,174
Visuelle Analog Skala, Eltern, 60 min Einwirkzeit	Pearson Correlation	,338(**)	,386(**)
Visuelle Analog Skala, Untersucher, 40 min Einwirkzeit	Pearson Correlation	,427(**)	,066
Visuelle Analog Skala, Untersucher, 60 min Einwirkzeit	Pearson Correlation	,223(*)	,083
Visuelle Analog Skala, Kind, 40 min Einwirkzeit	Pearson Correlation	,657(**)	,150
Visuelle Analog Skala, Kind, 60 min Einwirkzeit	Pearson Correlation	,408(**)	,483(**)

3.7. Auswertung der Kindlichen Unbehagens – und Schmerz – Skala (KUSS)

Eine Auswertung der Kindlichen Schmerz – und Unbehagens – Skala war aufgrund der geringen Probandenzahl der Altersklasse zwei bis fünf Jahre nicht möglich (N = 21).

3.8. Co – Variablen der Schmerzempfindung

Es wurde geprüft, inwieweit die Schmerzempfindung von verschiedenen Variablen beeinflusst werden kann.

3.9.1. Korrelation der Schmerzempfindung mit dem Alter aus Sicht der Eltern

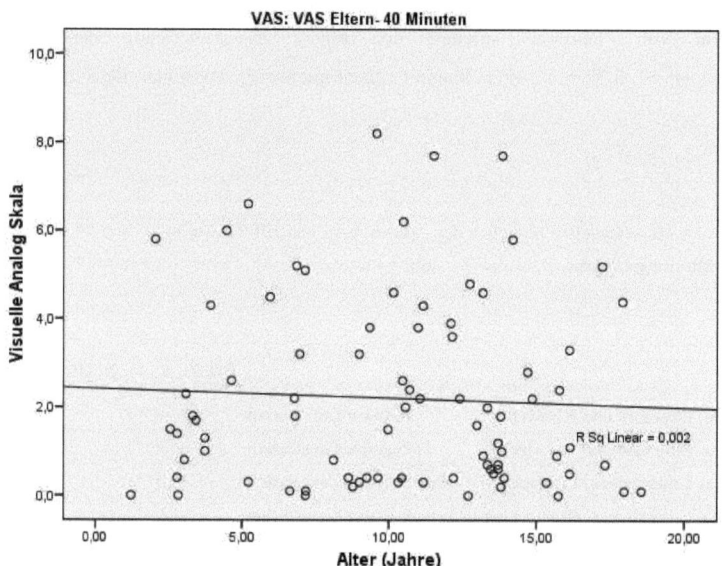

Abbildung 16: Korrelation ´Alter des Kindes in Jahren`/ ´Schmerzempfindung` aus Sicht der Eltern mittels VAS (Auswertung der vorliegenden Studienergebnisse)

Am Beispiel der Schmerzwahrnehmung mittels der VAS – Skala aus Sicht der Eltern nach 40min Einwirkzeit des lokalen Anästhetikums sollte die Wechselbeziehung der Variablen ´Schmerzwahrnehmung` und ´Alter` untersucht werden. Das Streudiagramm mit einem Bestimmtheitsmaß von $r^2 = 0,002$ zeigt keinen Zusammenhang zwischen dem Alter des Kindes und der Schmerzwahrnehmung.

3.9.2. Korrelation der Schmerzempfindung mit dem Alter aus Sicht der Untersucher

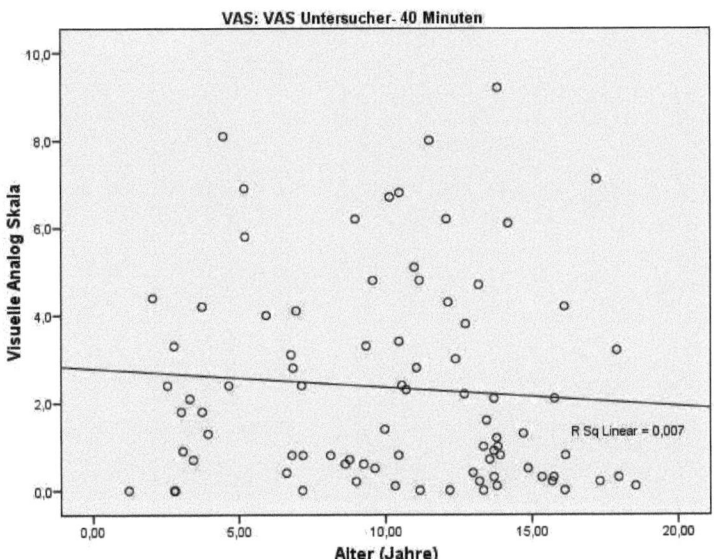

Abbildung 17: Korrelation `Alter des Kindes in Jahren´/ `Schmerzempfindung` aus Sicht des Untersuchers mittels VAS (Auswertung der vorliegenden Studienergebnisse)

Die Korrelation `Alter des Kindes´ und `Schmerzempfindung´ wurde aus Sicht der Untersucher ebenfalls überprüft. Es zeigte sich ein stärkerer negativer Zusammenhang, jedoch bestand vergleichbar mit den Angaben der Eltern keine Korrelation ($r^2 = 0,007$).

Das Streudiagramm in Abb. 17 verdeutlicht eine breite Verteilung der Schmerzwerte, die sich speziell in der Altersklasse fünf bis 15 Jahre ausprägt.

3.9.3. Korrelation der Schmerzempfindung mit dem Alter aus Sicht der Kinder

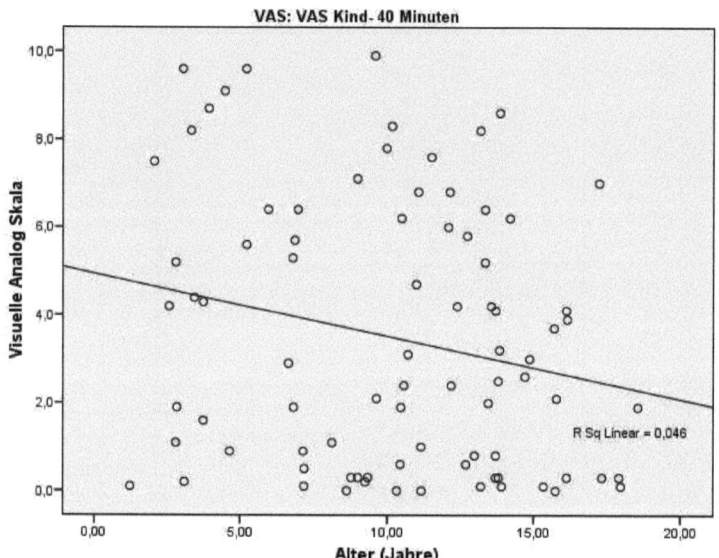

Abbildung 18: Korrelation 'Alter des Kindes in Jahren'/ 'Schmerzempfindung' aus Sicht der Kinder mittels VAS (Auswertung der vorliegenden Studienergebnisse)

Abbildung 18 zeigt den Zusammenhang zwischen dem Alter des Kindes und der Schmerzempfindung aus Sicht des Kindes. Die Angaben zeigen im Kontrast zu den Angaben der Eltern und der Untersucher eine Korrelation der Einflussgröße Alter auf die Schmerzempfindung (r^2 = 0,046) und geben einen Hinweis auf einen schwachen Trend dafür, dass jüngere Kinder den gleichen Schmerz als stärker einstufen.

Eine breite Streuung ist in allen Altersklassen erkennbar.

3.9.4. Korrelation der Schmerzempfindung mit der Portliegezeit

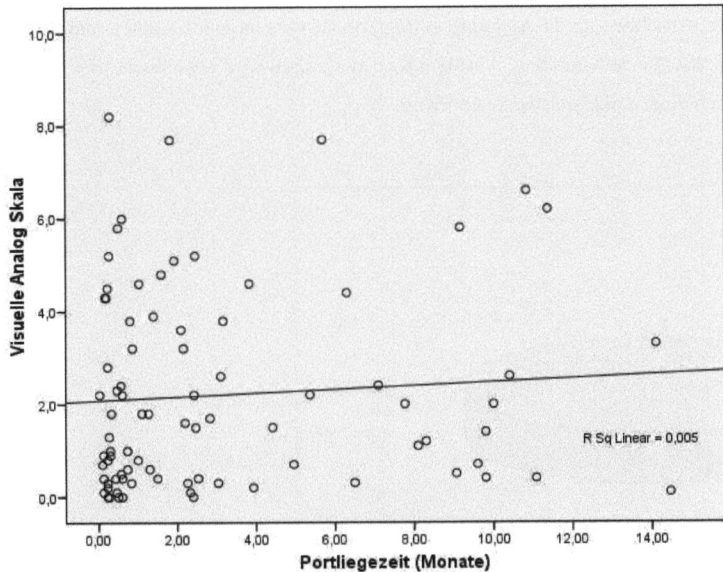

Abbildung 19: Korrelation `Portliegezeit in Monaten`/ `Schmerzempfindung` aus Sicht der Kinder bei 40min EZ mittels VAS (Auswertung der vorliegenden Studienergebnisse)

Es wurde geprüft, ob die Dauer der Liegezeit des Portkatheters einen Einfluss auf die Schmerzempfindung nimmt. Entsprechend des Streudiagramms in Abbildung 19 bestand keine nachweisbare Korrelation der beiden Messgrößen ($r^2 = 0,005$). Demgemäß konnte weder eine Abnahme, noch eine Zunahme der Schmerzempfindung in Abhängigkeit der Katheterliegedauer verzeichnet werden.

3.10. Einfluss des Lokalanästhetikum in Bezug auf zukünftige Portpunktionen

Die Kinder wurden im Anschluss an die Messung gefragt, ob sie eine folgende Katheterpunktion mit oder ohne lokale Anästhesie wünschen. Aus dem Kreisdiagramm wird ersichtlich, dass der generelle Wunsch nach einer Lokalanästhesie überwog.

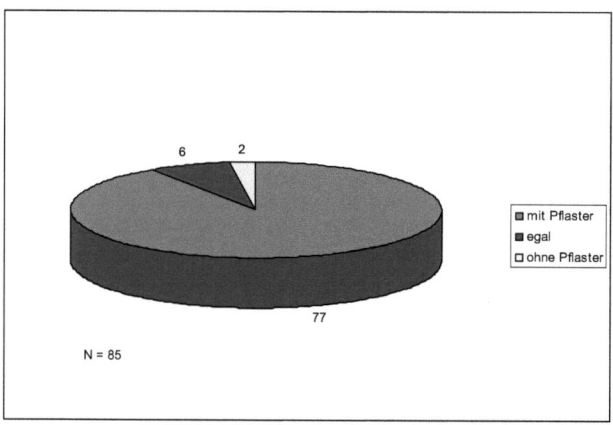

Abbildung 20: Einfluss des Lokalanästhetikums in Bezug auf zukünftige Portpunktionen
(Auswertung der vorliegenden Studienergebnisse)

4. Diskussion

45% der vier bis sechs - jährigen Kinder geben an, `ernsten´ oder gar `schweren Stress´ bei Schutzimpfungen zu empfinden (Jacobsen et al., 2001). Die Beurteilung, unter welchen Schmerzen ein Kind leidet und wie stark diese Schmerzen sind, ist aber bei weitem nicht so einfach, wie bei einem Erwachsenen (Pothmann, 1998). Da Kinder, je nach Alter sowohl in der Körperwahrnehmung als auch in den sprachlichen Möglichkeiten eingeschränkt sind, besteht die Gefahr, die Schmerzen der Kinder ungenau einzuordnen.

Im Kleinkindalter haben Kinder oft eine `magische´ Vorstellung von Schmerzen. Häufig findet eine Projektion von Schmerzen in den Bauch, jedoch auch auf viele andere Organe statt. Motorische Reaktionen, vegetative Reaktionen (z.b. Anstieg der Herzfrequenz) oder auch verminderte Aktivität können weiterhin auf Schmerzen hinweisen. Zwar können Kleinkinder in der Regel auf Nachfrage Schmerz und den Ort des Schmerzes beschreiben, ihre objektive Darstellung entspricht aber noch nicht der Wahrnehmung von Erwachsenen (Pothmann, 1998). Alle diese Unterschiede bedeuten aber nicht, dass Kinder Schmerzen weniger wahrnehmen, oder gar, dass Kinder die Schmerzen einfach vergessen. In einer Studie, die sich mit schmerzhaften Prozeduren und möglichen pharmakologischen und nicht - pharmakologischen Maßnahmen zur Schmerzminderung in einer Kinderklinik beschäftigte, wurde bestätigt, dass in den letzten Jahren die Erkenntnisse um Schmerzen, Schmerzwahrnehmung, Schmerzdiagnostik und mögliche Interventionen bei Kindern erheblich zugenommen haben (MacLaren et al., 2007). Kinder unterliegen häufig als Teil von Routine- und speziellen Untersuchungen invasiven und schmerzhaften Eingriffen. Dabei gelten Nadelpunktionen im Kindesalter zu den am meisten angst - und schmerzbesetzten Situationen im klinischen Alltag (Cummings et al., 1996).

4.1. EMLA® und Port

EMLA® senkt die Schmerzen beim Anstich des Portkatheters (Miser et al., 1994). Die weite Verbreitung von EMLA® wird durch die Notwendigkeit einer Einwirkzeit (EZ) begrenzt. Da viele der onkologischen Maßnahmen im Rahmen eines ambulanten Klinikkrankenhauses stattfinden, gilt die Notwendigkeit einer einstündigen Einwirkzeit (laut Packungsbeilage, Astrazeneca GmbH, 2006) als hinderlich. Dennoch sind auch bei EZ von nur fünf min Schmerzreduktionen beschrieben. Um Schmerzen beim Portanstechen bei einer möglichst geringen EZ zu lindern, wurden in der vorgelegten Studie zwei Einwirkzeiten miteinander verglichen. Die Studie wurde bei onkologisch erkrankten Kindern im Rahmen ihrer Therapie durchgeführt.

Für Kinder, die an Krebs erkrankt sind, sind die Schmerzen, die mit den Prozeduren der Behandlung in Verbindung stehen, die gefürchtesten (McGrath et al., 1990). Zu diesen Prozeduren gehören beispielsweise Knochenmarkpunktionen, Lumbalpunktionen und Venenpunktionen. Dabei können sogar Eingriffe wie Einstiche in den Finger und Portpunktionen, die für Erwachsene nur geringe Schmerzen bereiten, für Kinder furchteinflössend sein (Miser et al., 1994).

Um den Kindern die akuten Schmerzen und Ängste zu nehmen, wird EMLA® als lokales Anästhetikum (LA) in vielen Kinderkrankenhäusern vor Nadelpunktionen verwendet (Kleiber et al., 2002). Die analgetische Wirksamkeit des EMLA® vor Venenpunktionen bei Kindern ist gut belegt (Cordoni et al., 2001, Dohlwitz et al., 1985, Nott, 2001). Bislang existiert jedoch nur wenig Fachliteratur über die Anwendung des EMLA® - Pflasters bei Portpunktionen. In der Pilotphase der vorliegenden Studie konnte eine deutliche Reduktion der Schmerzempfindung durch das lokale Anästhetikum beobachtet werden. Dabei unterschieden sich die Wahrnehmungen aus Sicht der Kinder, der Eltern und Untersucher nicht. Halperin et al. bewiesen die Wirksamkeit des Lokalanästhetikum bei Portpunktionen an 8 Patienten; Miser et al. testeten das Pflaster speziell bei Portkatheterpunktionen an 47 Kindern, die an Krebs erkrankt waren. Die Studie zeigt eine signifikante Wirksamkeit bei Anwendung des lokalen Anästhetikums am Port nach einer Applikationszeit von 60min oder länger ($p < 0,002$). Inwieweit eine kürzere Applikationszeit aber auch hilfreich ist, wurde nicht getestet.

Cordoni beschrieb EMLA® als nicht - invasive Methode für effektive Anästhesie vor Katheterinjektionen bei Kindern zwischen vier und zwölf Jahren und empfiehlt das lokale Anästhetikum als dauerhafte Applikation vor Injektionen (Cordoni et al., 2001). Cordoni prüfte die Schmerzreduktion anhand einer Gruppe mit 28 Kindern, die das EMLA® erhielten und stellte sie einer Gruppe von 29 Kindern mit einer Placebo - Applikation gegenüber. Mithilfe der Visuellen Analog - Skala, die mit den BIERI - Gesichtern kombiniert wurde, konnte eine signifikante Schmerzlinderung durch das EMLA® aufgezeigt werden ($p < 0,001$).

Bislang blieb dennoch unklar, ob eine kürzere EZ (als die vom Hersteller empfohlene) ausreichend für eine Schmerzreduktion beim Portanstich von Kindern ist. In der aktuell vorliegenden Studie konnte gezeigt werden, dass aus Sicht der Kinder eine Einwirkzeit von 60min gegenüber 40min als wirkungsvoller erscheint. Aus Sicht der Eltern und der Untersucher jedoch gibt es keinen erkennbaren Unterschied in der Schmerzwahrnehmung nach den zwei unterschiedlichen Einwirkzeiten (Lüllmann et al., 2010).

4.2. Einwirkzeiten

Eine Studie zum Vergleich des EMLA® mit topischen Glyceroltrinitrat im Hinblick auf eine Erleichterung der Venenpunktion wurde durchgeführt. Das Ergebnis der Studie zeigte einerseits durch die gefäßerweiternde Wirkung des Glyceroltrinitrats erleichterte Punktionen gegenüber EMLA®. Weiterhin legte die Studie dar, dass sich die Kinder bei einer Auswahl der Medikationen für die Punktion auf der Hand entschieden, auf dem das Glyceroltrinitrat angewandt wurde. Dabei ist die in der Packungsbeilage des EMLA® empfohlene Einwirkzeit (EZ) von 60min der Hauptgrund für den zögerlichen Einsatz des lokalen Anästhetikums ((Teillol - Foo et al., 1991)).

Demzufolge war das Ziel dieser Studie, die EZ des lokalen Anästhetikums am Beispiel von Patienten mit onkologischer Erkrankung beim Anstechen von zentralvenösen Port - Kathetern zu überprüfen. Dabei wurde verglichen, in welchem Maße sich die Schmerzempfindung bei einer Einwirkzeit des lokalen Anästhetikums von 40min gegenüber einer Einwirkzeit von 60min verhielt. Die Patienteninformation des `Schmerzpflasters´ empfiehlt eine minimale EZ von 60min (laut Packungsbeilage, Astrazeneca GmbH, 2006).

Die bisherigen Studien zur Wirksamkeit des EMLA® vor Injektionen testeten Applikationszeiten zwischen fünf und 175min (Halperin et al., 1989). Nott stellte eine analgetische Wirkung bereits nach fünf min in einer Studie mit Erwachsenen bei Venenpunktionen der Ellenbeuge dar. Dessen ungeachtet ließen die Autoren offen, ob diese Empfehlung bislang auch auf Kinder übertragen werden kann (Nott, 1990). Eine spezielle Studie mit kleinen Kindern im Alter von ein bis vier Jahren belegte, dass bereits eine EZ von 30min bei Venenpunktionen auf dem Handrücken eine Schmerzreduktion schafft (Hopkins, 1988). Dohlwitz et al. testeten das lokale Anästhetikum für Notsituationen mit Applikationszeiten zwischen 20 und 60min bei Punktionen der Venen in der Ellenbeuge (Dohlwitz et al., 1985). Dabei wurde die Schmerzreduktion im Vergleich EMLA® gegen Placebo getestet. Die Studie ergab, dass eine schmerzreduzierende Wirkung des EMLA® bereits nach 20min eintritt. Genaue Angaben zu einer minimalen Zeit in Minuten blieben in der Studie jedoch offen, da die Methodik der Studie Applikationszeiten zwischen 20min und 60min vorsah. Demnach konnte belegt werden, dass die EZ von 60min reduziert werden kann; zur genaueren Empfehlung einer EZ von beispielsweise 20min jedoch sollte eine weitere Studie durchgeführt werden (Dohlwitz et al., 1985).

Um die Verwendung des lokalen Anästhetikums vor Nadelpunktionen auch in akuten Fällen zu ermöglichen und die Daten auf Punktionen des Ports, sowie Kinder aller Altersklassen übertragen zu können, wurde in dieser Studie die 'empfohlene' EZ von 60min einer EZ von 40min gegenübergestellt. Es wurde gezeigt, dass sich aus Sicht der Eltern sowie der Untersucher die Schmerzreduktion nach 60min Applikationszeit im Vergleich zu 40min nicht weiter gesenkt hat (p = n.s). Bei einer Applikationszeit von 40min wurden Schmerzwerte aus Sicht der Eltern von einem Mittelwert bei 2,2 (min 0 bis max. 8,2) auf der Visuellen Analog-Skala (VAS) gemessen. Der Unterschied zu 60min mit einem Mittelwert von 2,2 (min 0 bis max. 10) war nicht signifikant. Das Bild ist vergleichbar mit den Werten der Untersucher: Die Schmerzwerte bei 40min lagen bei einem Mittelwert von 2,3 (min 0 und max. 9,2).

Die Werte der 60min Messung lagen bei einem Mittelwert von 1,9 (min 0 und max 9,4). Aus Sicht der Kinder wurde die analgetische Wirkung des Pflasters im Vergleich der Applikationszeiten 40min / 60min folgendermaßen beurteilt: das lokale Anästhetikum reduzierte signifikant die Schmerzempfindung bei längerer Einwirkzeit (60min: $p < 0,001$). Das bedeutet, aus Sicht der Kinder lag eine gesteigerte analgetische Wirkung nach 60min vor. Es wurde bei einer EZ von 40min Werte ein Mittelwert von 3,5 (min 0 und max 9,9) notiert, demgegenüber stand nach 60min ein Mittelwert von 1,7 (min 0 und max 10). Dieses Ergebnis ist vergleichbar mit einer klinischen Untersuchung bei erwachsenen Patienten, die die Schmerzreduktion nach unterschiedlichen Applikationszeiten des lokalen Anästhetikums untersucht hat. Die Studie zeigte, dass bei Punktion des Handrückens von Erwachsenen eine minimale Applikationszeit von 45min zur Schmerzreduktion ausreicht (Ehrenström – Reiz et al., 1983). Die Studie ließ jedoch offen, inwieweit sich die Penetrationsschranke der Haut mit der von Kindern vergleichen lässt. Eine andere klinische Untersuchung mit Kindern hingegen zeigte, dass EMLA® vor Punktionen auf dem Handrücken mindestens 60min einwirken muss, um eine optimale Analgesie zu erreichen (Hallen et al., 1984). Eine Erklärung für diese - von den eigenen Ergebnissen abweichende - Empfehlung könnte die Applikationsfläche sein. Möglicherweise ist die Eindringtiefe der gespannten Haut über dem Port abweichend von der Haut des Handrückens. In der Literatur lagen bislang keine Studien zu Einwirkzeiten des lokalen Anästhetikums bei Punktionen des Portkatheters vor.

Daraus lässt sich schließen, dass sich aus Sicht der Kinder entsprechend der Empfehlung aus dem Beipackzettel eine EZ von 60min zur Analgesie empfehlen lässt. Die Studie zeigt jedoch auch, dass eine kürzere Applikationszeit von 40min eine Schmerzreduktion erreicht.

4.3. Schmerzreduktion in zwei Studienpopulationen (40-60/60-40)

Es wurde weiterhin geprüft, wie sich die analgetische Wirkung in folgenden Gruppen zeigt: Durch Randomisierung wurde in Gruppe 1 zunächst eine EZ von 40min; bei einer weiteren Behandlung eine EZ von 60min getestet, bei Gruppe 2 verhielt es sich umgekehrt.

Abbildung 21 verdeutlicht die Vorgehensweise der Messungen.

Gruppe 1: 40min ⟶ 60min

Gruppe 2: 60min ⟶ 40min

Abbildung 21: Studienpopulationen (40-60/60-40), (eigene Darstellung)

Dieses Cross – Over Design diente der Reduktion zufälliger Nebeneffekte bei einem Zweigruppenvergleich. Es erlaubte eine Trennung der eigentlich interessanten Behandlungseffekte von Störeffekten, die durch die Reihenfolge der EZ entstehen könnten. Es konnte festgestellt werden, dass es in den beiden Gruppen durch die Reihenfolge der Einwirkzeit (EZ) keinen Unterschied der Schmerzreduktion gab. Aus Sicht der Kinder ließ sich sowohl in Gruppe 1, als auch in Gruppe 2 eine Schmerzabnahme verzeichnen, wenn das Pflaster 60min einwirkte ($p < 0,001$). Die Differenz der beiden Gruppen war wiederum nicht signifikant.

Aus Sicht der Eltern und aus Sicht der Untersucher gab es ebenfalls keinen Unterschied der Schmerzreduktion in den beiden Gruppen ($p = n.s.$).

Die Patienten wurden im Rahmen ihrer Behandlung in der Studie eingesetzt, das bedeutete, das Zeitintervall zwischen Messung 1 und Messung 2 lag zwischen einer Woche und drei Monaten. Miser et al., 1994 ließen in einer ähnlich konzipierten Studie zum Vergleich EMLA® vs. Placebo einen maximalen Zeitraum zwischen zwei Messungen von einem Monat zu.

Gleichwohl in der vorliegenden Studie der Zeitraum zwischen den Messungen aufgrund der Therapieplanung bis zu drei Monaten umfasste, wurde aus ethischen Gründen auf Portpunktionen außerhalb der im Rahmen der Behandlung notwendigen Punktionen verzichtet. Durch das längere Zeitintervall in der vorliegenden Studie waren externe Faktoren, die einen günstigen oder ungünstigen Verlauf der Behandlung bewirkten, möglich. Ungenaue Angaben der Schmerzintensitäten beim Vergleich zweier Messungen können daher nicht ausgeschlossen werden.

4.4. Korrelation der Schmerzempfindung mit dem Alter

Das Studiendesign beinhaltete Kinder im Alter von zwei bis 18 Jahren. Diese Altersklasse wurde anhand der Annahme ausgewählt, dass die Schmerzbeurteilung bei Kindern unter zwei Jahren weitaus schwieriger gegenüber älteren Kindern erscheint. Untersuchungen belegten, dass eine Verhaltensbeobachtung von Kindern ab zweieinhalb Jahren zur Schmerzdiagnostik verwertbar ist (Kropp, 2004).

Studien zeigten, dass Kinder zwischen zwei und vier Jahren häufig stark angstbesetzt waren. Meist waren die kleineren Kinder bereits vor der Behandlung (z.B. beim Tragen der Kinder in den Behandlungsraum) sehr ängstlich, weinten und zeigten mitunter starke motorische Reaktionen, so dass die Fremdbeurteilung der Schmerzen während der Injektion schwierig war. In der vorliegenden Studie wurde beobachtet, dass sowohl Eltern, als auch Untersucher keinen Zusammenhang zwischen der Schmerzempfindung und dem Alter des Kindes erkannten. Aus Sicht der Kinder jedoch zeigte sich ein schwacher Trend, nach dem mit steigendem Alter die Schmerzempfindung bei gleichem Schmerzreiz sinkt ($r^2 = 0,046$). Die Schmerzwerte der Kinder zwischen vier und sechs Jahren (bei einer Applikationszeit von 60min) lagen auf der VAS zwischen 3,8 und 10 (Mittelwert 1,6); demgegenüber standen Schmerzwerte der Kinder zwischen sechs und 18 Jahren zwischen 0 und 6,8 (Mittelwert 1,1). Insofern war aus Sicht der Kinder der Schmerz beim Anstich des Port - Katheters für kleinere Kinder unter sechs Jahren signifikant belastender.

Da sich sowohl in der Schmerzabnahme durch das Lokalanästhetikum, als auch in der Korrelation Schmerz / Alter eine Diskrepanz der Meinungen zwischen den drei Beurteilern (Kind, Untersucher, Eltern) zeigte, ist es ein wichtiges Ergebnis dieser Studie, die Kinder in die Maßnahmen zur Schmerzreduktion miteinzubeziehen.

In vergleichbaren Studien konnte gezeigt werden, dass die Schmerzempfindung bei Kindern zwischen vier und sechs Jahren bei gleicher Schmerzeinwirkung ebenfalls höher eingestuft wurde. Beispielsweise zeigte sich in einer Studie mit 150 Kindern, die sich mit Schmerzreduktionen bei Schutzimpfungen befasst, dass 45% der Kinder in dieser Altersklasse `ernste und schwere Leiden´ erduldeten (Jacobsen et al., 2001). Die Kinder der Studie wurden in zwei Altersgruppen aufgeteilt; untersucht wurden speziell Kinder im Alter von vier und sechs Jahren. Es wurde weiterhin erfasst, dass einige medizinische Prozeduren durch das wehrhafte Verhalten der jüngeren Patienten `Restriktionen´ erfordern. Vor diesem Hintergrund und aufgrund der vorliegenden Ergebnisse, ist bei der Entscheidung, ob bei einem neu erkrankten Kind ein Port - / oder ein Broviac - Katheter implantiert wird, das Alter des Kindes mit zu berücksichtigen. Weitere Vor – und Nachteile der Katheter sollten in die individuelle Entscheidung miteinbezogen werden; beispielsweise kommt es durch Zug am Broviac – Katheter bei kleineren Kindern teilweise zu Dislokationen (siehe 1.1.5. Vorteile und Nachteile der Broviac / Hickman - Katheter und Port).

4.5. Effekte der informationsoffenen Beobachtungsstudie

Bei dieser Studie handelt es sich um eine prospektive, nicht verblindete, nicht –Placebo - kontrollierte Studie. Daher wussten sowohl Kinder, als auch ihre Eltern und die Untersucher vor dem Behandlungstermin, welche EZ des lokalen Anästhetikums an diesem Tag vorgesehen war.

Viele Kinder kannten das EMLA® - Pflaster bereits vor der Studie und konnten die Wirkung einschätzen. Aus diesem Grund ließen sich Effekte, die die Ergebnisse beeinflussen konnten, nicht ausschließen.

Verschiedene Studien zur analgetischen Wirkung des EMLA® im Vergleich mit Placebo, als auch im Vergleich zu anderen lokalen Anästhetika applizierten die Präparate (EMLA® und Placebo) verblindet, so dass die Teilnehmer der Studie nicht durch vorherige Vermutungen zur Wirksamkeit beeinflusst werden konnten (Dohlwitz et al., 1985; Halperin et al., 1998; Lemyre et al., 2007; Bishai et al., 1999; Sawyer et al., 2009; Miser et al., 1994). Koh et al. verglichen EMLA® mit einer EZ von 60min mit dem Anästhetikum ELA- Max®, 30min vor der Punktion appliziert, in einer doppelblinden Studie. Dabei wurde die Verblindung erreicht, indem weder in der Einverständniserklärung, als auch in der Beschreibung der Studie die Anästhetika und deren Wirkung, noch die genaue Einwirkzeit angekündigt wurden.

In der hier gezeigten Studie wurde das EMLA® bereits in der Einverständniserklärung benannt und die Teilnehmer wurden über die genaue Vorgehensweise der Maßnahmen informiert. Mögliche Effekte, die durch diese informationsoffene Methode entstanden, wurden daher nicht erfasst.

Allerdings wurden durch die Randomisierung in zwei Gruppen Einflüsse erfasst, die durch die Reihenfolge der EZ des lokalen Anästhetikums einstehen konnten. Die Gruppen I und II der Kinder zeigten, dass kein signifikanter Unterschied in den beiden Gruppen bestand. Somit konnte belegt werden, dass die Reihenfolge der EZ keinen Einfluss auf die Schmerzwahrnehmung hatte.

Es lässt sich daraus schließen, dass durch die fehlende Verblindung kein Effekt entstand, der auf eine unterschiedliche Reihenfolge der EZ zurückzuführen wäre.

4.6. Schmerzskalen im Vergleich

Eine transparente Schmerzbeurteilung stellt die Voraussetzung für eine effektive Therapie dar. Die Schmerzerfassung ist in besonderem Maße bei Kindern ein wichtiges Instrument, um die vorhandenen Schmerzen klar beschreiben zu können. Insbesondere bei kleinen Kindern, die sich noch nicht artikulieren können, erfordert die Schmerzbeobachtung und erfassung genaue Achtsamkeit. Kuttner (1996) beschreibt bei der Schmerzdiagnostik von Kindern als *„die Schwierigkeit, den Schmerz einer Person abzuschätzen und zu messen, die in einer anderen Sprache spricht, welche man nicht versteht"*. Dabei werden Schmerzen ohne aussagekräftige Diagnostik häufig unterschätzt (Hicks et al., 2001).

Aus diesem Grund wurden in der dargestellten Studie drei verschiedene Schmerzskalen benutzt, mithilfe derer die Schmerzintensitäten von dem Standpunkt der Kinder, ihrer Eltern und der Untersucher bestimmt werden sollten. Es wurden mehrere Skalen kombiniert, um eine möglichst umfassende Diagnostik bieten zu können. Die Auswahl der Messskalen lehnte sich an Studien an, die die Validität von verschiedenen Schmerzskalen für akute Schmerzen bei Kindern testeten. Bislang ist nicht geklärt, welche der verschiedenen Instrumente die zweckdienlichsten sind und wie hoch die Übereinstimmungen unter den einzelnen Skalen ist (Bailey, 2007). Infolgedessen wurden in der eigenen Studie die Visuelle Analog – Skala (VAS), die Kindliche Unbehagens - und Schmerzskala (KUSS), und zusätzlich für die Kinder die BIERI - Gesichter - Skala (BIERI) kombiniert. Aufgrund des kleinen Probandenkollektivs in der Altersklasse der Kinder zwischen zwei und sechs Jahren konnte dabei die KUSS nicht statistisch ausgewertet und damit nicht verglichen werden. Die Ergebnisse der Schmerzminderung anhand der zwei alternativen Skalen stimmten überein: Anhand der VAS wurde belegt, dass die Schmerzempfindung aus Sicht der Kinder bei längerer EZ des Anästhetikum weiter nachlässt ($p = 0,001$). Mittels der BIERI – Gesichter - Skala wurde diese Schmerzabnahme durch eine längere EZ ebenfalls nachgewiesen ($p = 0,06$). Dieses Ergebnis steht im Widerspruch zu den Ergebnissen der Fachliteratur. Bailey et al. (2007) verglichen vier verschiedene Schmerzskalen miteinander und belegten, dass diese jeweils in ihren Messwerten voneinander abwichen. Dabei wurden die Visuelle Analog-Skala, die Color Analog Scale, die Faces Pain rating scale (Wong und Baker) und eine verbale Nummern - Skala gegenübergestellt. Bei 87 Kindern zwischen acht und 18 Jahren mit abdominellen Schmerzen wurde erfasst, dass unterschiedliche Messinstrumente zu uneinheitlichen Ergebnissen führen.

Die Kombination von drei Skalen in der vorliegenden Studie ermöglichte einen Abgleich der Ergebnisse untereinander, wirft jedoch die Frage auf, inwiefern eine Kombination von Messinstrumenten innerhalb einer Studie die Ergebnisse verzerren könnte. Die Skalen VAS und BIERI sind separat getestet und validiert. Cordoni et al. wiesen in einer Studie über eine Schmerzminderung des EMLA® bei Kindern, deren intravenöser Katheter punktiert wird, auf dieses Problem hin, ließen bisher jedoch eine Aussage offen. Eine genauere Studie zur Kombination der einzelnen Skalen und deren gemeinsamer Anwendung innerhalb einer Studie ist bislang nicht durchgeführt worden (Cordoni et al., 2001).

4.6.1. Visuelle Analog - Skala

In der hier vorgestellten Studie wurde von Kindern jeder Altersklasse, von ihren Eltern und den Untersuchern die Visuelle Analog-Skala (VAS) ausgefüllt. Tests zu den Ratingskalen haben ergeben, dass die VAS, wenn die Handhabung kindgerecht erklärt wird, bereits ca. ab dem dritten

Lebensjahr eingesetzt werden kann (Beyer, Aradine, 1986). Die VAS wird üblicherweise gebraucht für die Quantifizierung von Schmerzen auf einer 100mm - Skala von null bis 100. Validiert wurde die Skala für Kinder ab fünf oder sechs Jahren und älter für akuten, periodischen und chronischen Schmerz (O`Rourke, 2004; Hain, 1997). Sie gilt als Messinstrument mit hoher Verlässlichkeit im Hinblick auf Reliabilität, Validität und Sensitivität (O`Rourke, 2004). In der eigenen Studie konnte die VAS für alle Altersklassen der Kinder ausgewertet werden. Die Ergebnisse zeigten eine Minderung der Schmerzen durch das lokale Anästhetikum nach 60min EZ im Vergleich zur Portpunktion nach 40min EZ. Dabei lagen die Werte auf dieser Skala aus Sicht der Kinder zwischen 0 und 10; der Mittelwert lag nach 40min Applikationszeit bei 3,5; nach 60min bei 1,7. Die Ergebnisse stellten dar, dass die VAS bei Kindern zwischen zwei und 18 Jahren für die Schmerzbewertung der Portpunktionen aussagekräftig ist und eine Schmerzminderung durch eine längere EZ des Anästhetikums anzeigen kann ($p = 0,001$). Anhand der Ergebnisse stellte sich die VAS sowohl in der Durchführung, als auch in der statistischen Aussagekraft als ein wichtiges Messinstrument dar. Dies bestätigte sich in der Fachliteratur: Elliot et al. (1991) beschrieben die VAS aufgrund ihrer universellen Einsetzbarkeit als 'Schmerzthermometer`.

Die VAS wurde in der eigenen Studie von drei Teilnehmern ausgefüllt; den Kindern, ihren Eltern und dem Untersucher. Um eine stete Beurteilung zu gewährleisten, wurde versucht, dass nur ein Untersucher alle Kinder beurteilte. Bei der Fremdbeurteilung besteht das in der Literatur beschriebene Problem der subjektiven Interpretation der Untersucher sowie der Eltern, (Cordoni et al., 2001) das sich in den Ergebnissen widerspiegelte: Die Betrachtungsweise der Eltern und der Untersucher bestätigte nicht das Bild der Kinder. Eltern und Untersucher notierten Schmerzempfindungen aus ihrer Sicht nach 40min EZ, die sich nicht signifikant von den Werten nach 60min EZ unterschieden ($p = n.s.$). In der Gruppe der Kinder jedoch ließ sich nach längerer EZ eine signifikante Schmerzabnahme registrieren ($p = 0,001$). Damit bestätigte sich in der eigenen Studie die subjektive Auslegung der Schmerzempfindung der Beobachter und unterstreicht die Erkenntnis, dass Kinder in die Maßnahmen der Schmerzreduktion miteinbezogen werden müssen.

4.6.2. Kindliche Unbehagens – und Schmerz - Skala (KUSS)

Bei Kindern im Alter zwischen zwei und sechs Jahren wurde darüber hinaus durch Fremdbeobachtung das Schmerzverhalten beurteilt. Die 'Kindliche Unbehagens - und Schmerzskala` (KUSS) wurde für diese Studie ausgewählt, da sie einfach handhabbar ist und auch für Kleinkinder eine sichere Diagnostik gewährleistet (Büttner, 1998).

Im Gegensatz zur VAS, die vorzugsweise bei akuten Schmerzen angewandt wird, eignet sich die KUSS sowohl bei akuten, als auch bei chronischen und insbesondere postoperativen Prozessen (Büttner, 1998).

In der Studie waren 21 Patienten dieser Altersklasse eingeschlossen. Für eine aussagekräftige statistische Analyse reichte die Patientenanzahl dieser Altersklasse nicht aus, daher konnte anhand der KUSS für die vorliegende Studie keine Auswertung erfolgen.

4.6.3. Gesichter – Skala nach BIERI

Neben der 'Visuellen' – und der 'Kindlichen Unbehagen – Skala' galten ausschließlich für die Kinder zusätzlich die BIERI – Gesichter. Auf der Sechs – Punkt - Skala, die sechs Bilder vom lachenden bis zum weinenden Kindergesicht zeigt, können Schmerzwahrnehmungen weniger differenziert angegeben werden im Vergleich zur VAS (sechs Gesichter / Skala von eins - zehn). Sie wurde entwickelt für kleine Kinder ab vier bis fünf Jahren und älter, die Schwierigkeiten mit anspruchsvolleren Messskalen zeigen (Hicks, 2001). Die Validität der BIERI wird gestützt durch eine hohe positive Korrelation mit der VAS in allen Altersgruppen der Kinder ($r = 0,93$, $p < 0,001$), (Hicks, 2001).

Die Auswertung der BIERI - Skala in der vorliegenden Studie ergab, dass vergleichbar mit der Auswertung der VAS eine signifikante Schmerzabnahme bei längerer EZ besteht ($p = 0,06$.). Bei der Anwendung der Skalen fiel jedoch auf, dass viele Kinder Schwierigkeiten mit der Deutung der Gesichtsausdrücke hatten. Häufig ist es den Kindern leichter gefallen, ihren wahrgenommen Schmerz auf der VAS wiederzugeben. Ungeachtet dessen hatten die beobachteten Schwierigkeiten keinen Einfluss auf die Auswertung der Ergebnisse der BIERI – Skala.

Abschließend lässt sich sagen, dass gleichwohl die Schmerzmessung ein wichtiges Belang ist, die Dokumentation jedoch verbesserungsfähig erscheint (Probst et al., 2005; Drendel et al., 2006). Ein bislang noch nicht erreichtes einheitliches Maß für die Auswertung, vergleichbar mit dem Intelligenzquotienten oder dem Grad Celsius für die Bedeutung der Schmerzwerte würde mehr Möglichkeit zur Verständigung und Absprache erleichtern (Hicks, 2001).

Dessen ungeachtet ließen sich in der vorliegenden Studie mithilfe der Kombination zweier Skalen signifikante Schmerzwerte ermitteln, die aus Sicht der Kinder zur Empfehlung des LA mit einer EZ von 60min bei Portpunktionen führen konnte.

4.7. Therapeutische Interventionen im Vergleich

Zur Schmerzlinderung bei Blutentnahmen und Injektionen bei Kindern werden neben EMLA® verschiedene pharmakologische und nicht - pharmakologische Verfahren eingesetzt. Lokalen Anästhetika kommt dabei in der pädiatrischen Behandlung die größte Bedeutung zu. Teillol - Foo et al. (1991) bestätigten in einer Studie, dass die empfohlene EZ von 60min des EMLA® dazu führte, dass sich das lokale Anästhetikum im klinischen Alltag nicht in die Routine einbringen lässt. Vergleichbare lokale Anästhetika, die mittels kürzerer EZ die gleiche Analgesie erreichen können, werden wiederkehrend getestet. Viele der jüngeren Präparate sind bislang in Deutschland noch nicht zugelassen. Um eine Verwendung des EMLA® auch unter kürzeren EZ zu ermöglichen, wurde diese Studie durchgeführt.

Verglichen mit EMLA® zeigt ELA - Max®, eine liposomale Verkapselung von Lidocain, eine ähnliche Wirkung. Die Verkapselung ermöglicht das Durchdringen der Epidermis. Es besteht kein signifikanter Unterschied in der analgetischen Wirkung der Präparate EMLA® und ELA - Max® (Kleiber et al., 2002), jedoch wird in Studien die geringere minimal notwenige Einwirkzeit von 30min als Vorteil beschrieben (MacLaren et al., 2007, Berrang et al., 2005). Die Ergebnisse der vorliegenden Studie wiesen jedoch darauf hin, dass die empfohlene EZ des EMLA® aus Sicht der Eltern/ Untersucher auf 40min reduziert werden kann; allerdings sollte eine EZ von 60min angestrebt werden.

Die Rate der Nebenwirkungen ist entsprechend der Rate des EMLA®, dennoch besteht beim ELA - Max® gegenüber EMLA® keine Gefahr der Methämoglobinämie, dass durch Prilocain ausgelöst werden kann. Das ELA - Max® ist ein relativ neues Präparat, dass in Deutschland bislang nicht zugelassen ist, daher besteht bis dato noch keine Möglichkeit, EMLA® durch ELA - Max® zu ersetzen.

Ein alternatives Wirkprinzip liegt dem Tetracaine 4% Gel (Ametop®) zugrunde, dass in Deutschland jedoch nur als Gingicain D® zur Schleimhautanästhesie zugelassen ist (Lemyre et al., 2007). Tetracain hat durch eine starke Lipophilie eine hohe anästhetische Potenz und eine lange Wirkdauer. Das Gel liegt bei Raumtemperatur als Feststoff vor und entwickelt beim Auftragen auf die Haut als ölige Emulsion eine hohe thermodynamische Aktivität. Vergleichende Untersuchungen zwischen dem oben beschriebenen lokalen Anästhetikum sind von verschiedenen Autoren durchgeführt worden. Die lokalanästhetische Wirksamkeit wurde dabei überwiegend als gleichwertig beurteilt (Lemyre et al., 2007; MacLaren et al., 2007). Die Applikationsdauer des Ametop® wird mit ca. 30 - 40 min äquivalent zum ELA - Max® angegeben. Damit liegen die empfohlenen EZ des lokalen Anästhetikums im Bereich der zur Analgesie ausreichenden EZ des EMLA® von 40min. Die Wirkdauer jedoch wird mit drei bis vier Stunden gegenüber dem EMLA®

mit ein bis zwei Stunden (Karow, Lang-Roth, 2007) als länger eingestuft. Als unerwünschte Wirkungen sind lokale Hautrötungen - und Irritationen bis zu schweren allergischen Reaktionen beim Tetracaine – Gel beobachtet worden. Zusammenfassend stellt das Tetracaine - Gel in Wirkung und Anwendung ein zum EMLA® vergleichbares lokales Anästhetikum dar, aufgrund einer höheren Nebenwirkungsrate sollte jedoch die Anwendung abgewogen werden.

Darüber hinaus liegt ein weiteres Schmerzpflaster mit den Inhaltsstoffen Lidocain und Tetracain vor. Rapydan® enthält eine Wärmehülle (CHADD), die zu einer lokalen Erwärmung der Haut und damit zu einem raschen Wirkeintritt nach bereits 20min führt (Sethna et al., 2005). Als weiterer Vorteil zum EMLA® wird eine höhere Eindringtiefe für Injektionen beschrieben (Berrang et al., 2005), die jedoch im Vergleich zum EMLA® vor Portpunktionen keine Relevanz zeigen würde. Die Rate der Nebenwirkungen ist aufgrund des Inhaltsstoffes Tetracaine vergleichbar zum Ametop®.

Von den oben aufgeführten Anästhetika ist mit Rapydan® als dem einzigen in Deutschland zugelassenen vergleichbaren Anästhetikum ein Preisvergleich möglich. Mit einem Stückpreis von 3,57 Euro ist das EMLA® - Pflaster gegenüber dem Rapydan® mit 16,33 Euro erheblich kostengünstiger. In dieser Studie wurde eine zur Analgesie ausreichende EZ des EMLA® aus Sicht der Eltern und der Untersucher von 40min belegt. Diese EZ weicht nur um 20min von der nötigen EZ des Rapydan® ab; demgegenüber stehen die deutlich höheren Kosten, die vor der Anwendung des Rapydan® abzuwägen sind.

Die oben aufgeführten pharmakologischen Möglichkeiten sind jedoch hauptsächlich in Studien mit älteren Kindern getestet und beschrieben worden. Darüber hinaus liegen bislang keine Daten zur Anwendung des EMLA® bei Portpunktionen vor. Von den dargestellten Pharmaka kann lediglich das EMLA®- Pflaster bei Säuglingen ab drei Monaten angewendet werden (laut Packungsbeilage, Astrazeneca GmbH, 2006).

Neben den pharmakologischen Interventionen, die Kosten und Einwirkzeiten beanspruchen, ermöglichen verschiedene psychologische Verfahren eine Schmerzreduktion von angstbesetzten Eingriffen. Dabei gibt es einerseits technische Möglichkeiten wie Massage oder Atemtechniken; andererseits spielt die psychologische Betreuung der Kinder eine wichtige Rolle. In besonderem Maße sind dabei Anwesenheit der Eltern, Ablenkungstechniken und kindgerechte Erläuterungen zum Vorgehen entscheidend für die Schmerzreduktion (MacLaren et al., 2007). Im Einzelfall sollte demnach eine für das Kind und die jeweilige Situation bestmögliche Analgesie angewendet werden.

4.8. Nebenwirkungen

Bei 1-10% aller Patienten, die EMLA® verwenden, treten lokale Nebenwirkungen auf (Chen et al, 2001). Dabei handelt es sich um vorübergehende örtliche Reaktionen auf dem Hautareal wie Blässe, Rötung, Ödeme, anfängliches Brennen oder Jucken. In gelegentlichen Fällen (0,1-1%) kann das lokale Anästhetikum zur Methämoglobinämie bei Kindern führen (laut Packungsbeilage, Astrazeneca GmbH, 2006). In der hier vorgestellten Studie wurden bei 13 von 85 Kindern lokale Hautreaktionen beobachtet. Die Fälle, bei denen Hautveränderungen wie Blässe oder Rötung aufgetreten sind, waren statistisch nicht signifikant (p = n.s.). Diese unerwünschten Wirkungen waren nur vorübergehend und sind in jedem Fall mild verlaufen. Systemische Reaktionen, wie z.B. eine Allergie oder Methämoglobinämien, sind nicht gemessen worden.

Die Rate der hier aufgetretenen häufigen Nebenwirkungen lag mit 15,3% leicht über dem erwarteten Bereich. Chen et al., 2001, verglichen verschiedene lokale Anästhetika im Hinblick auf Wirkung, Nebenwirkungen und Anwendung für Patienten, deren Eltern und dem klinischen Personal. Die Studie beschrieb, dass EMLA® als lokales Anästhetikum als gut verträgliches und sicheres Arzneimittel einzustufen sei. Die rasch nachlassenden lokalen Nebenwirkungen bedürfen keiner separaten klinischen Behandlung (Berrang et al., 2005). Halperin et al. (1989) bestätigen in einer frühen Studie zum LA, dass milde und vorübergehende Hautreaktionen keinen Anhaltspunkt für Unsicherheiten bezüglich der Anwendung geben.

Die Bildung von Methämoglobin bedingt durch das im EMLA® enthaltene Prilocain konnte in mehreren Studien bei Anwendung des EMLA® ausschließlich im unschädlichen Bereich gemessen werden (Berrang et al., 2005). Eine aktuelle Studie zu auftretenden Methämoglobinämien, die durch lokale Anästhetika bedingt wurden, beschreibt die Gefahr dieser Nebenwirkung bei Kindern, die unter sechs Monate alt sind, ein zeitgleiches methämoglobinbildendes Arzneimittel einnehmen (z.B. Sulfonamide) oder eine Dosis des Wirkstoffes Prilocain von 2,5mg / kg Körpergewicht überschreiten (Guay, 2009).

In Anlehnung an die Literatur hat die vorgestellte Studie gezeigt, dass EMLA® bei bestimmungsgemäßer und altersbeschränkter Anwendung, einer kontrollierten Applikationsmenge und keinen zusätzlich eingenommenen Methämoglobinbildnern ein effektives, relativ kostengünstiges und sicheres Anästhetikum darstellt.

4.9. Einfluss des Lokalanästhetikum in Bezug auf zukünftige Portpunktionen

Die Kinder wurden bezüglich ihrer Meinung über die generelle Verwendung eines lokalen Anästhetikums bei Katheterbenutzung befragt.

Die Auswertung ergab, dass sich 77 von 85 Patienten (90,6%) auch für folgende Punktionen ein lokales Anästhetikum wünschen. Das einschlägige Ergebnis lässt Rückschlüsse auf die oben beschriebene Wirkung des EMLA® ziehen.

Überdies gab es Kinder, die grundsätzlich keine Schmerzen bei der Punktion des Portkatheters empfinden (N = 16). Weiterhin beklagten insbesondere jüngere Kinder, dass die Schmerzen, die das Entfernen des lokalen Anästhetikums bereitet, stärker seien als der Punktionsschmerz (N = 14). Die individuell empfundenen Schmerzen bei der Vorgehensweise einer Portpunktion müssen in jedem Fall einzeln besprochen und einander gegenübergestellt werden, um eine optimale Analgesie zu erreichen.

In der Fachliteratur existieren keine Daten zu Befragungen von Kindern bezüglich der Verwendung eines LA.

5. Zusammenfassung

Kinder mit onkologischen Erkrankungen erhalten zur sichereren Applikation der Chemotherapie häufig einen chirurgisch implantierten, subkutan getunnelten Katheter. Für die Kinder stellt die Punktion des Katheters eine erhebliche Belastung dar; während einer Chemotherapie bei akuter lymphatischer Leukämie (ALL) sind ca. 25 - 40 Punktionen der Portkammer aufgrund intravenöser Chemotherapie, Transfusionen und Blutabnahmen erforderlich. Durch die Anwendung eines Lokalanästhethikum sollen die Schmerzen bei der häufig notwendigen Port - Benutzung und somit mögliche Angstreaktionen vor dem Anstechen des Katheters verringert werden. Hinsichtlich der Einwirkzeit des lokalen Anästhetikums EMLA® gibt es keine ausreichenden Daten bei Kindern, die eine zuverlässige Aussage über die minimal notwendige Zeit bis zur Schmerzreduktion vor Katheterpunktionen ermöglichen. Aufgrund dessen wurde in der vorliegenden Studie untersucht, inwieweit die Schmerzen durch die Applikation eines lokalen Anästhetikums (EMLA®) reduziert werden können. Um das lokale Anästhetikum auch in akuten Situationen anwenden zu können, wurde eine Einwirkzeit (EZ) von 40min mit der empfohlenen EZ von 60min verglichen. Kinder zwischen zwei und 18 Jahren mit implantiertem Port – Katheter - Systemen wurden in zwei Gruppen randomisiert. Dabei erhielt eine Gruppe nach 40min EMLA® - EZ die Port-Punktion, die nächste Punktion erfolgte dann im Rahmen des darauf folgenden Behandlungstermins, z.B. wenige Tage nach dem ersten Termin, nach 60min. In der zweiten Gruppe wurde das lokale Anästhetikum zunächst 60min appliziert, die folgende Benutzung des Katheters erfolgte (im Rahmen des nächsten Aufenthalts) nach 40min. Die Schmerzempfindung der Kinder wurde anhand der Visuellen Analog – Skala (VAS), der BIERI - Gesichter – Skala und der Kindlichen Unbehagen- und Schmerzskala (KUSS) notiert. Dokumentiert wurden die Schmerzwahrnehmungen von den Kindern sowie aus Sicht ihrer Eltern und dem behandelnden Untersucher.

Die Studie ergab, dass sich keine signifikante, weitere Schmerzreduktion aus Sicht der Eltern als auch der Untersucher nach 60min einstellte, wenn das lokale Anästhetikum einmal 40min; bei einer folgenden Punktion 60min einwirkte (p = n.s.).

Aus Sicht der Kinder hingegen wurde die Schmerzreduktion nach 60min effektiver gegenüber einer EZ von 40min eingestuft (p = 0,001). Die Schmerzreduktion von 60min im Vergleich zu 40min EZ imponierte gleichermaßen in beiden Gruppen. Die generelle Einwirkzeit sollte bei 60min liegen, da nach den Erkenntnissen dieser Studie aus Sicht der Kinder nach 40min eine schlechtere Schmerzreduktion resultierte.

In der dargestellten Studie wurden drei verschiedene Schmerzskalen zur Erfassung der Schmerzwahrnehmung angewandt. Aufgrund des Probandenkollektivs in der Altersklasse der jüngeren Kinder konnte eine Skala nicht ausgewertet werden. Es zeigte sich jedoch, dass sich durch die Kombination der Skalen VAS (Visuelle Analog – Skala) und der Gesichterskala nach BIERI signifikante Werte ermittelten ließen.

Weiterhin wurde erfasst, dass das Alter vom Standpunkt der Kinder in schwachem Zusammenhang zur Schmerzempfindung steht, folglich stufen jüngere Kinder gleiche Schmerzen stärker ein.

In Anlehnung an vergleichbare Studien zu lokalen Anästhetika stellt das EMLA® ein effektives, kurzfristig anwendbares, relativ kostengünstiges und sicheres Anästhetikum dar.

6. Literaturverzeichnis

- Bailey, B., Bergeron, S., Gravel, J., Daoust, R. (2007): Comparison of four pain scales in children with acute abdominal pain in paediatric emergency department. Annals of emergency medicine. 50: 379-383

- Berrang, J., Vosschulte, P., Zernikow, B.: Schmerzreduktion bei Blutabnahmen und Injektionen. Schmerztherapie bei Kindern. 12, 228-238. 3.Auflage, Springer, Berlin Heidelberg, 2005

- Beuttel, K., Simon, A.: Diagnostik und Therapie Katheter - assoziierter Infektionen in der pädiatrischen Onkologie. Klinische Pädiatrie. 217, 91-100. Georg Thieme Verlag Stuttgart, 2005

- Beyer, J., Aradine, C. (1986): Content validity of an instrument to measure young childrens perceptions of the intensity of their pain. Pediatrics. 1 (6): 386 – 395

- Bishai R., Taddio, A., Bar – Oz, B., Freedman, M.H., Koren, G. (1999): Relative efficacy of amethocaine gel and lidocaine – prilocaine cream for port – a – cath puncture in children. Pediatrics. 104(3)

- Broviak, J.W., Cole, J.J., Scribner, B.H. (1973): A silicone rubber a trial catheter for prolonged parenteralalimentation. Surgery, gynecology & obstetrics. 136: 602-606

- Büttner, W.: Die Erfassung des postoperativen Schmerzes beim Kleinkind. Acris, München, 1998

- Chen, B.K., Cunningham, M.D. (2001): Topical anaesthetics in children: agents and techniques that equally comfort patients, parents and clinicans. Current Opinion in Pediatrics. 13: 324-330

- Cordoni, Allyson M.S.N., Cordonie, L. E. (2001): Eutetic Mixture of Local Anesthetics Reduces Pain During Intravenous Catheter Insertion in the Pediatric Patient. The Clinical Journal of Pain. 17: 115-118

- Cummings, E.A., Reid, G.J., Finley, G.A., MacGrath, P.J., Ritchie, J.A. (1996): Prevalence and source of pain in Pediatric inpatients. Pain. 68, 25-31

- Dohlwitz, A., Uppfeldt, A. (1985): Schmerzlinderung bei Venenpunktion. Anaesthesist. 34: 355-358

- Drendel, A., Brousseau, D., Gorelick, M. (2006): Pain assessment for pediatric patients in the emergency department. Pediatrics. 117: 1511-1518

- Ehrenström Reiz, G., Reiz, S., Stockmann, O. (1983) Topical anasthesia with EMLA, a new lidocaine-prilocaine cream and the cusum technique for detection of minimal application time. Acta anaesthesiologica Scandinavica. 27: 510

- Elliott S.C., Miser A.W., Dose, A.M., Betcher, D.L., O'Fallon, J.R., Ducos, R.S., Shah, N.R., Goh, T.S., Monzon, C.M., Tschetter, L. (1991): Epidemiologic features of pain in pediatric cancer patients: a cooperative community-based study. The Clinical journal of pain . 7: 263-268

- Fetzer, S.J. (2002): Reducing venipuncture and intravenous insertion pain with eutectic mixture of local anesthetic. Nursing research. 51(2): 119-24

- Fladrich, M. „Kurzinformation". <http://www.astrazeneca.de/az/content/010/020/050/index.jsp> 20.09.2006

- Flor, H.: Der Schmerz und sein Gedächtnis. Universität Heidelberg, Universitätsverlag C. Winter GmbH, Heidelberg, 2002

- Frank, R.: Chronischer Schmerz bei Kindern und Jugendlichen. 1. Auflage. Marseille Verlag, München, 2002

- Gadner, H., Gaedicke, G., Niemeyer, C., Ritter, J.: Pädiatrische Hämatologie und Onkologie. Springer Verlag, Heidelberg 2006

- Greene, F.L., Moore, W., Strickland, G., McFarland, J. (1988): Comparison of a totally implantable access devise for chemotherapy (Port-a-Cath) and long-term percutaneous catheterization (Broviac). Southern medical journal. 81: 579-583

- Guay, J. (2009): Methemoglobinemia related to local anesthetics: a summary of 242 episodes. Anasthesia Analog Journal. 108: 837-845

- Gutjahr, P.: Krebs bei Kindern und Jugendlichen. 4. Auflage. Deutscher Ärzte Verlag, Köln 1999

- Hain, R. (1997): Pain scales in children: a review. Palliative medicin. 11: 341-350

- Hallen, B., Olsson, G.L., Uppfeldt, A. (1984): Painfree venepuncture. Effect of timing of application of local anasthetic composition. Anasthesiology. 39(10): 969-72

- Halperin, D., Koren, G., Pellegrini, E., Greenberg, M.L., Wyss, M. (1989): Topical skin anesthesia for venous, subcutaneous drug reservoir and lumbar punctures in children. Pediatrics. 84: 281-284

- Handwerker, H..O.: Experimentelle Schmerzanalyse beim Menschen. Springer Verlag, Berlin, 1984

- Herold, R. 31.7.2002. „Berichte von Eltern krebskranker Kinder." <http://www.krebs-bei-kindern.de/info/berichte/stefan.php> 20.09.2006

- Herold, R. 31.7.2007. "Bericht von Eltern krebskranker Kinder." <http://www.krebs-bei-kindern.de/info/berichte/erf_elt3.php> 20.09.2006

- Hickman, R.O., Buckner, C.D., Clift, R.A., Sanders, J.E., Stewart, P., Thomas, D. (1979): A modified right atrial catheter for access to the venous system in marrow transplant recipients. Surgery, gynecology & obstetrics. 148: 871-875

- Hicks, C.L., Baeyer, C.L.v., Spafford, P.A., Korlaar, I.v., Goodenough, B. (2001): The faces pain scale-revised: toward a common metric in pediatric pain measurement. Pain. 93; 173-183

- Hopkins, C.S., Buckley, C.J., Bush, G.H. (1988): Pain-free injection in infants. Use of a lidocaine-prilocaine cream to prevent pain at intravenous induction of general anaesthesia in 1-5 year-old children. Anasthesia. 43: 198-201

- Jacobsen, R.M., Swan, A., Adegbenro, A., Ludington, .L., Wollan, P.C., Poland, G.A. (2001): Vaccine Research Group. Making vaccines more acceptable- methods to prevent and minimize pain and other common adverse events associated with vaccines. Vaccine 2001. 19:24: 2418-2427

- Jacobson, S. (2007): Common medical pains. Paediatrics & child health. 12(2):105-109

- Karow, T., Lang-Roth, R. Allgemeine und spezielle Pharmakologie und Toxikologie. 15. Auflage. Köln, 2007

- Kerbl, R., Kurz, R., Roos, R., Wessel, L.M. Checkliste Pädiatrie. Georg Thieme Verlag, Stuttgart, 2007

- Kleiber, C., Sorenson, M., Whiteside, K., Gronstal, A., Tannous, R. (2002): Topical Anesthetics for intravenous insertion in children: a randomized equivalency study. Pediatrics. 110: 758-761

- Kock, H.J., Krause, U., Pietsch, M., Rasfeld, S., Walz, K. (1996): Implantierbare Kathetersysteme. Deutsche medizinische Wochenschrift. 121 (3): 47-51

- Koh, J.L., Harrison, D., Myers, R., Dembinski, R., Turner, H., McGraw, T. (2004): A randomized, double-blind comparison study of EMLA and ELA- Max for topical anesthesia in children undergoing intravenous insertion. Pediatric Anesthesia. 14: 977-982

- Kropp, P.: Psychologische Schmerzdiagnostik bei Kindern. Der Schmerz. Springer Verlag, Heidelberg, 2004

- Kundu, S., Archa, S. (2002) : Principles of office anesthesia: Part II: Topical anesthesia. American family physician. 1;66(1):99-102

- Kuttner, L. (1996): A child in pain: how to help, what to do. Vancouver, BC: Hartley, Marks

- Lüllmann, B., Leonhardt, J., Metzelder, M., Hoy, L., Gerr, H., Linderkamp, C., Klein, C., Grigull, L. (2010): Pain reduction in children during port-a-cath catheter puncture using local anaesthesia with EMLA. European Journal of Pediatrics. 226-230

- Lemyre, B., Hogan, D.L., Gaboury, I., Sherlock, R., Blanchard, C., Moher, D. (2007): How effective is tetracaine 4% gel, bevore a venipuncture, in reducing procedural pain in infants: a randomized double-blind placebo controlled trial. BMC Pediatrics. 1471-2431

- Lustig, B. Schlag, P.M. (1989): Implantation von zentral - venösen Verweilkathetern und Port – Systemen bei neutropenischen Patienten. Der Onkologe. 4 (9): 827-831

- MacLaren, J., L. Cohen, L. (2007): Interventions for paediatric procedure- related pain in primary care. Paediatrics & child health. 12(2):111-6

- McGrath, P.J., Hsu, E., Cappelli, M., Luke, B., Goodman, J.T., Dunn-Geier, J. (1990): Pain from pediatric cancer: a survey of an outpatient oncology clinic. Journal of psychosocial oncology. 8: 109-124

- Miser, A.W., Suan Goh, T., Dose, A.M., O´Fallon, J.R., Niedringhaus, R.D., Betcher, D.L., Simmons, P., MacKellar, D.J., Arnold, M., Loprinzi, C.L. (1994): Trial of a topically admistered local anesthetic (EMLA cream) for pain relief during central venous port accesses in children with cancer. Journal of pain and symptom management. 9: 259-264

- Moureau, N., Poole, S., Murdock, M., Gray, S., Sember, C. (2002): Central Venous Catheters in Home Infusion Care. Journal of Vascular und Interventional Radiology. 13: 1009-1016

- Müller – Weihreich, S. 31.07.2002. „Pädiatrische Onkologie." <http://www.krebs-bei-kindern.de/info/fachinfo/ mueller-weihreich.php> 2.2.2008

- Niederhuber, J.E., Ensminger, W., Gyves, J.W., Liepman, M., Doan, K., Cozzi, E. (1982): Totally implanted venous and arterial access system to replace external catheters in cancer treatment. Surgery. 92: 702-712

- Nott, M.R. (1990): Relief of injection pain in adults. EMLA cream for 5 minutes bevore venepuncture. Anasthesia. 45: 772-774

- O'Rourke. (2004): The measurement of pain in infants, children, and adolescents: from policy to practice. Physical Therapy. 84: 560-570

- Petermann, F., Wiedebusch, S., Kroll, T.: Schmerz im Kindesalter. Hogrefe Verlag, Göttingen 1994

- Pollmann, D., Schildhauer, S., Lüftner, D. 25.01.2006. „Venenzugänge, Kathetersysteme (Ports): Untertunnelte Katheter." <http://www.onkodin.de/zms/content/eG/e388842/e40188/e40266/index_ger.html> 1.12.2006

- Pothmann, R. Grundlagen der Schmerztherapie. Flöter, T. Hrsg., Urban und Vogel- Verlag, München, 1998

- Probst, B., Lyons, E., Leonard, D., Esposito, T. (2005): Factors affecting emergency department assessment and management of pain in children. Pediatric Emergency Care. 21: 298-305

- Randolph, A., Cook, D., Gonzales, D., Brun Buisson, C. (1998): Tunneling short term central venous catheters to prevent catheter related infection: a meta analysis of randomized, controlled trials, 26: 1452-1457 Critical care medicine. 26(8):1315-1316

- Sawyer, J., Febbraro, S., Masud, S., Ashburn, M.A., Campbell, J.C. (2009): Heated lidocaine/ tetracaine patch compared with lidocaine/ prilocaine cream for topical anasthesia before vascular access. British Journal of Anasthesia. 102 (2): 210 - 215

- Schmerzzentrum des Universitätsklinikum Freiburg. „Was ist Akutschmerz?" <http://www.uniklinik-freiburg.de/schmerzzentrum/live/schmerz/akut/html> 2.2.2008

- Scott, J., Huskisson, E. (1976): Graphic representation on pain. Pain. 2: 175-184

- Seeber, S., Schütte, J.: Therapiekonzepte Onkologie. 3. Auflage. Springer Verlag, Heidelberg 2000

- Sethna, N.F., Verghese, S.T., Hannallah, R.S., Solodiuk, J.C., Zurakowski, D., Berde, C.B. (2005): A randomized controlled trial to evaluate S-Caine patch for reducing pain associated with vascular access in children. Anesthesiology. 102: 403-408

- Simon, A., Beutel, K., Hasan, C., Bode, U.: Evidenz-basierte Empfehlungen zur Anwendung dauerhafter, zentralvenöser intravaskulärer Zugänge in der pädiatrischen Onkologie. Zweite Auflage. Gesellschaft für pädiatrische Onkologie und Hämatologie, Bonn, 2005

- Singh, R., Erwin, D. (1998): Local anaesthetics: An overview of current drugs. Hospital Medicine.59(11):880-883

- Sitzmann, F. (2003): Hygiene in der Intensivpflege – Sinnvolle und nicht sinnvolle Präventionsmaßnahmen Gefäßkatheter – assoziierter Infektionen. Intensiv. 11:7

- Takahashi, J., Yamamoto, L. (2006): Correlation and consistency of pain severity ratings by teenagers using different pain scales. Hawaii medical journal. 65(9):257-259

- Teillol-Foo, W.L.M., Kassab, J.Y. (1991): Topical glyceryl trinitrat and eutectic mixture of local anasthethics in children. Anasthesia. 46: 881-884

- Yip, D., Funaki D. (2002): Subcutaneous chest ports via the internal jugular vein. A retrospective study of 117 oncology patients. Acta Radiologica. 34 (4): 371-375

- Zernikow, B. Hrsg. Schmerztherapie bei Kindern. 3. Auflage. Springer Verlag, Berlin 2005

- Zernikow, B., Grießinger, N., Fengler, R.: Praktische Schmerztherapie in der Kinderonkologie. Empfehlungen der Qualitätssicherungsgruppe der Gesellschaft für Pädiatrische Onkologie und Hämatologie (GPOH), 1999

- Zernikow, B., Henkel, W. Weniger Schmerzen bei Krebserkrankungen. Elternhandbuch. Deutsche Kinderkrebsstiftung, Hrsg., Bonn, 2002

7. Danksagung

Ein besonderes Wort des Dankes möchte ich an meinen Doktorvater richten, der nicht nur in fachspezifischen Gesprächen immer dafür gesorgt hat, dass ich mich anstrenge. Ich bedanke mich bei ihm für die Überlassung des spannenden Themas, die beständige und hilfreiche Unterstützung wann immer ich sie benötigte, anregende Diskussionen, konstruktive Kritik, sehr viel Geduld und auch für häufige Ermutigungen. Ohne sein Wissen, ohne die Ideen und Kritik wäre das Projekt niemals soweit gekommen.

Für die Ermöglichung meines Projektes in der Abteilung für Kinderheilkunde der Medizinischen Hochschule Hannover bin ich Herrn Prof. Dr. C. Klein dankbar.

Des Weiteren gilt mein großer Dank dem Team der Station 64a der Medizinischen Hochschule Hannover, einschließlich der Akutambulanz sowie der Mitarbeiter der `Dachterrasse´. Im Besonderen schulde ich den Forschungs- und Studienassistentinnen Annette Frank – Hoppe und Christiane Schirmer meinen herzlichsten Dank, ohne die das Gelingen meiner Doktorarbeit nur sehr schwierig zu bewältigen gewesen wäre. Neben der Arbeit mit den Patienten standen mir die Beiden auch jederzeit mit Zuspruch zur Seite.

Nicht versäumen möchte ich, mich bei Dr. Hoy zu bedanken, der mithilfe der statistischen Betreuung und Auswertung der Studie einen wichtigen Beitrag zum Gelingen meiner Doktorarbeit geleistet hat.

Ein ganz besonderer Dank gilt meinen Eltern, die mich nicht nur in finanzieller Hinsicht unterstützt haben, des Weiteren meinen Geschwistern – speziell meinem Bruder Marko - und meinem Freund Nils, die alle auf ihre Weise zum Gelingen dieser Arbeit beigetragen und mich stets bestärkt haben.

8. Anhang

8.1. Veröffentlichung der Dissertation im „European Journal of Pediatrics", Springer

Eur J Pediatr
DOI 10.1007/s00431-010-1244-1

ORIGINAL PAPER

Pain reduction in children during port-à-cath catheter puncture using local anaesthesia with EMLA™

Birke Lüllmann · Johannes Leonhardt ·
Martin Metzelder · Ludwig Hoy · Heidrun Gerr ·
Christin Linderkamp · Christoph Klein · Lorenz Grigull

Received: 14 April 2010 / Accepted: 21 June 2010
© Springer-Verlag 2010

Abstract
Introduction Alleviating pain is of high importance for children undergoing chemotherapy. Eutectic mixture of lidocain-prilocain cream (EMLA) is assumed to require 60 min application time.
Materials and methods We prospectively compared the pain during port-à-cath punctures after 40 min compared to 60 min of application time. A prospective, unblinded, cross-over study was performed. The children received two punctures during their chemotherapy protocol. Patients in group 1 had the first puncture after 40 min EMLA application time. Their second puncture (approximately a week later) was done after 60 min. Patients in group 2 started after 40 min. Pain was scored using the visual analogue scale (VAS) and the Bieri scale. Patients, parents and a nurse scaled the pain after the intervention. Eighty-seven children between 2 and 18 years with different malignant diseases were included.
Results and discussion On the VAS pain scale, the mean pain was 2.3 (minimum 0, maximum 9.2) after 40 min and 1.9 (minimum 0, maximum 9.4) after 60 min according to the observations of the nurse and very similarly according to the parents' observations. The children expressed more pain after 40 min of EMLA application time (mean pain, 3.5) and a significant pain reduction after 60 min application time (mean pain 1.7).
Conclusion In this study children experienced less pain after 60 min application time, but pain reduction was already seen after 40 min. The child's perception of pain differed from observers' point of view and should therefore always be included in pain management.

Keywords Pain · Port catheter · EMLA · Cancer · Childhood

B. Lüllmann · H. Gerr · C. Linderkamp · C. Klein · L. Grigull
Department of Paediatric Haematology and Oncology,
Medical University,
Hannover, Germany

J. Leonhardt
Department of Paediatric Surgery, St. Bernward Hospital,
Hildesheim, Germany

M. Metzelder
Department of Paediatric Surgery, Medical University,
Hannover, Germany

L. Hoy
Department of Medical Statistics, Medical University,
Hannover, Germany

L. Grigull (✉)
Department of Paediatric Haematology and Oncology,
OE 6780 Medizinische Hochschule Hannover,
Carl-Neuberg Str. 1,
30625 Hannover, Germany
e-mail: grigull.lorenz@mh-hannover.de

Published online: 10 July 2010

Introduction

While undergoing treatment for acute lymphoblastic leukaemia (ALL) or other cancer treatments, most children receive a central venous access device (CVID). The implantable subcutaneous port-à-cath catheter system (PORT) is widely used for children because it involves fewer limitations and less discomfort in daily activities compared to other CVID systems [9]. Usage of the PORT system, however, requires a needle puncture (usually, the Huber-point needles are used), one of the most traumatic aspects of being in hospital for children [6]; e.g. during the ALL treatment, a total of 25–50 PORT punctures will be done during the 6 months of intensive chemotherapy. Local anaesthesia with an eutectic mixture of lidocain-prilocain cream (EMLA) has proven to significantly alleviate the pain associated with needle punctures [13], but its more wide-spread use in day-care clinics is frequently limited by the assumed need of 60 min of application time according to the manufacturer's instructions [13]. Other local anaesthetic drugs, such as Amethocain Gel, require a shorter application time, but are more expensive and more side-effects have been reported [4, 14]. ELA-Max in comparison to EMLA is faster with similar analgetic potential but more expensive (four to six times) [10]. Case reports suggest that EMLA does effectively alleviate pain already much earlier than after 60 min and the best application time for EMLA in children with PORT has never been investigated. Therefore, we conducted an open prospective randomised cross-over study in children with malignancy and PORT. We compared pain levels during PORT puncture scored on different scales to address the question whether a shorter application time of 40 min compared to 60 min will still meet the requirement of reducing the children's pain. To reduce bias resulting from the duration of the application time, two groups were chosen but a placebo-controlled study was declined for ethical reasons.

Patients and methods

The study received approval by the hospital's research ethics board and written informed consent was obtained by all parents and children over 6 years of age.

The study was of a prospective, open cross-over design. Randomisation was performed using a computer-generated list. It included 87 children >2 years of age with a PORT catheter at our institution with a life expectancy >6 months. Children younger than 2 years were excluded, because pain rating in young children is often inaccurate and might be influenced by other factors. After the randomisation, each child underwent two PORT punctures on two different occasions under close monitoring of the pain during the procedure. In group 1, the first puncture was performed after 40 min and the pain noted on two different pain scales. The second evaluation took place during the next regular appointment for chemotherapy or other intervention. Now the puncture was done after 60 min. In group 2, the first PORT puncture was done after 60 min. Again, during the next appointment for chemotherapy (several days up to 3 weeks later) EMLA was applied only for 40 min and the pain during PORT puncture was registered. In the study protocol, no fixed pre-defined interval between the two measurements of the pain evaluation was defined, because it was part of the study protocol that all PORT punctures were performed only in the context of routine usage of the PORT catheter. In general, an interval of several days up to 3 weeks was between the two pain measurements. Prior to the puncture, the Port-à-Cath site was completely covered with the EMLA patch (EMLA Tegaderm patch 5 g) and the time of placement was written on the EMLA. Then the dressing was removed and the PORT site cleaned according to standard protocols. Immediately afterwards the puncture was performed.

Pain during the procedure was scaled using two different systems [7]: First, the visual analogue scale (VAS) was employed. Here, a 10-cm long line is presented to the children. The left end of the line indicates the area corresponding to "absolutely no pain", the right end of the line the "worst pain conceivable". The children were asked to mark on the line the point best corresponding to the pain experienced during the procedure. Second, the BIERI face scale was used. This is an instrument to scale pain where six faces (e.g. smiling face, indifferent, crying face) are used and the child can point to face that corresponds the best to the pain during the procedure. The VAS scale was scored by the patient, the accompanying relative and the study nurse, and the BIERI face scale was only filled out by the children. All children, relatives and study nurses were trained to use the VAS and BIERI instrument. Local reactions (skin changes like erythema or blanching) were recorded by the study nurses. A correlation analysis was used to challenge the hypothesis whether the age influenced the pain level in the study population (Fig. 1).

Statistics

Based on the observations performed by Bishai and colleagues [1], a standard deviation of pain scores (approximately 2 cm of 10 cm) applying the VAS scale during PORT puncture and a difference of ≥1 face on the BIERI scale, it was calculated that 37 patients were needed per group in a two-sided test for a power of 80% and an α of

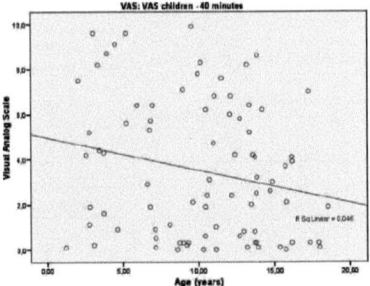

Fig. 1 Correlation between pain assessment and age of the children

5%. Accordingly, the study population was calculated for 80 children (2×40 patients).

Pain scores between the groups 1 and 2 were compared using the student's t test and the χ^2 test, respectively. Linear regression was used to determine the effects of age and time after PORT implantation. $P<0.05$ was considered significant.

Patients

All patients of the paediatric oncology ward of a tertiary medical institution (Medical University of Hannover) with PORT catheter were asked to participate. Out of 136 patients during the study period between January 2008 and June, 2009, 49 children were not included, because of age <2 years; ($n=15$), "no pain during PORT puncture" ($n=16$), "more pain with EMLA" ($n=14$) or progression of the underlying disease ($n=4$). The total study population consisted of 87 children with PORT and malignancy (Table 1).

Results

The children experienced significantly less pain after 60 min of EMLA application compared to 40 min (Table 2). This difference could not be reproduced in the pain measurements of parents or study nurse. The difference between 40 and 60 min was seen using both pain scales, although the measurements using the BIERI scale did not reach significant difference ($P=0.06$; Table 3).

There was no significant difference between the two groups with regard to the different pain assessments according to the parents and the study nurse. However, the children noted less pain after 60 min of EMLA application in contrast to 40 min application time ($P<0.001$; Table 2).

The usage of a different pain scale (VAS vs. BIERI scale) did not alter the assessment of the children's pain (Table 3), but supported the results. Pain control was better after 60 min compared to a shorter EMLA application time.

Table 1 Demographic data of the study population

	Group 1	Group 2	P value
n	43	44	
Mean age (range)	10.4	9.9	n.s.
% male	48.8	40.9	n.s.
Acute leukaemia (ALL, AML)	14	19	n.s.
Other malignancy	29	25	n.s.
Mean duration (month) between port implant and first puncture	0.9	1.2	n.s.

Table 2 Pain assessments in the two study groups according to VAS

VAS pain scale (min)	Group 1 (mean pain)	Group 2 (mean pain)	P^a	Range^b	Standard deviation
Children					
40	3.6	3.4	<0.001	9.9	3.0
60	1.8	1.7		10.0	2.2
Parents					
40	2.3	2.1	n.s.	8.2	2.1
60	2.1	1.8		10.0	2.2
Nurse					
40	2.5	2.2	n.s.	9.2	2.3
60	2.1	1.9		9.4	2.2

^{a} Difference of pain scale between 40 and 60 min
^{b} Groups 1 and 2

Side effects were observed in nine of 85 children (10.5%). Mostly, pallor of the skin was noted, which abated without further intervention shortly after removal of EMLA.

Finally, 85 children were asked how subsequent PORT punctures should be performed. In our study, most children (77/85; 90.6%) would choose to have EMLA for subsequent punctures. Two out of 85 of the children voted against EMLA when asked after the puncture, whilst six out of 85 (7%) were indifferent with regard to subsequent punctures and pain alleviation.

Discussion

One might argue that the current study was needless. All patients could place the EMLA patch at home resulting in a long application time. However, in reality, many children and the parents forget to place the patch prior to painful procedures. In daily practice the usefulness of shorter application times is frequently debated.

Subsequently, we challenged the hypothesis that a shorter application time of 40 min of EMLA application might be as efficacious as the recommended time of 60 min to effectively reduce pain during PORT puncture in children with malignant diseases.

Table 3 Pain assessments in the two study groups according to the BIERI pain scale

BIERI (min)	Group 1	Group 2	Range (median)	P^a
Children				
40	2	2	1–6 (3)	<0.06
60	1	1	1–6 (3)	

^{a} Comparing 40–60 min

In the literature, pain reduction was already observed after 5 min of applying EMLA prior to vene puncture in adults [12] confirming our hypothesis that a shorter application time results in pain reduction.

The majority of trials investigating local anaesthesia for PORT puncture are placebo-controlled trials [5, 8]. These investigations revealed (a) the effectiveness to significantly reduce pain using EMLA for PORT punctures compared to placebo and (b) the possibility of using newer LA (e.g. Amethocain Gel for 30 min) for pain reduction. Miser et al. performed a placebo-controlled study of EMLA (60 min) prior to PORT puncture [11]. They could show that the median pain during PORT puncture is scaled "4" on the VAS scale after placebo, but only "0.3" after 60 min of EMLA [11]. Twenty children in the study done by Bishai and co-workers received EMLA for 60 min before PORT puncture [1]. Pain assessment was done using faces scale. The mean pain after 60 min of EMLA was 1.5 (SD 1.5) and 2 (SD 1.4) after Amethocaine Gel without statistical difference. Their results are comparable to the pain assessments after 60 min of EMLA in our study indicating the advantage of longer application time. However, no study explored the optimal application time of EMLA. No study challenged shorter application times of EMLA which was as a consequence evaluated in our study.

In this study, EMLA was selected because its usage was established at our institution. It was, however, not regularly used in the day-care clinic due to the assumption that it might prolong the stay (or waiting time) for the children. Therefore, prior to the initiation of the study most PORT punctures were performed without usage of any LA because parents and healthcare workers feared a possible extension of the waiting time given the EMLA application time.

This study demonstrated that if EMLA is applied for 40 min, parents and study nurses did not assess a difference of the pain measured compared to 60 min application time. Nevertheless, from the point of view of the children the pain reduction was better after 60 min.

Having opted for an open cross-over, the children were aware of the longer application time and might have anticipated a better effect of EMLA after 60 min compared to 40 min. Such study bias can only be ruled out by a blinded study; we acknowledge this limitation of our study. Nevertheless, it can be assumed that 60 min application time is superior to shorter application times, because the pain assessment after 60 min in our study parallels the results of previous findings [1, 11].

On the other hand, the findings underscore the relevance of assessing pain "through the eyes of the patient" (especially in children), because their perception must not necessarily be in accordance with that of parents or healthcare workers. While we found lower scores in parents, Chambers et al. in a study comparing the pain assessment of children and their parents found that parents scored higher and tended to overestimate their children's pain [3]. According to our study results it is optional to use the VAS scale or the faces scale to measure pain for children. Both instruments proved to measure easy and reliable pain during PORT punctures.

It is worth noting that LA and the associated waiting periods interfere with the efficient procedures of a day-care clinic. One easy way around this is applying EMLA on the way to the clinic or immediately after entering the hospital as waiting times often exceed 30 min.

Another point of criticism often voiced is the cost of a LA. It is worth noting that EMLA is less expensive than alternative preparations, costing about 2.5 € (3.5 US$) per plaster. In addition, PORT puncture in a relaxed and cooperating child works out faster and is less labour intensive than any painful procedure in a fearsome child rejecting the procedure.

Side-effects were seen during 10% of the PORT puncture procedures. Mostly, pallor of the application area was observed which resolved shortly after removal of EMLA. In literature, the range of side-effects is described as ranging from 1% to 10%, illustrating that our results are within the range of previous studies [2]. No infections related to the application of local anaesthetics were observed.

Most children participating in our study opted to have future PORT punctures always with EMLA. This finding underscores that for most children even any "small" puncture is a burden which can easily be relieved using LA. This holds especially true for younger children who tended to experience more pain during PORT punctures in our study.

By using pain alleviation front-line, i.e. EMLA prior to any painful procedure, children will be less fearful whilst being in the hospital. Good pain management does not only reduce pain, but will enhance the activities in a day-care clinic and increases the satisfaction of patients, parents and hospital stuff.

The application time—which is a preferred argument for not using EMLA prior to PORT punctures—should not be overestimated as pain control starts earlier than previously estimated based on the package insert of EMLA. Shorter application might result in a somewhat limited but still significant pain reduction. This is beneficial for all children undergoing painful procedures but holds especially true during chemotherapy, as the need for repeated punctures adds significantly to the burden of the disease for these patients.

Conclusions

This study showed that shorter application time of EMLA 40 min is less effective than 60 min application time. However, 40 min application time still results in pain reduction prior to PORT puncture. Only the children, and not parents or accompanying nurses, noted a difference in the pain during PORT puncture comparing 60 and 40 min application time. Most children would choose to have EMLA prior to their PORT punctures. Therefore, the authors strongly support to apply local anaesthesia prior to PORT punctures even if the time for application is less than 60 min. At the risk of stating the obvious: no pain is better than little pain which is preferable to a lot of pain!

Acknowledgements The authors thank the patients and their families who participated in this trial, the physicians and nurses of the paediatric oncology ward for their input in performing this study. The authors also thank Annette Frank-Hoppe, Ute Nikolaizik and Christiane Schirmer for excellent study monitoring. Clemens Betzel is acknowledged for revising the manuscript.

Conflict of interest None.

References

1. Bishai R, Taddio A, Bar-Oz B et al (1999) Relative efficacy of amethocaine gel and lidocaine-prilocaine cream for port-a-cath puncture in children. Pediatrics 104(3):e31
2. Chambers CT, Giesbrecht K, Craig KD et al (1999) A comparison of faces scales for the measurement of pediatric pain: childrens and parents ratings. Pain 83:25–35
3. Chen BK, Cunningham MD (2001) Topical anaesthetics in children: agents and techniques that equally comfort patients, parents and clinicans. Curr Opin Pediatr 13:324–330
4. Choy L, Warrson AR (1999) Comparison of lidocaine-prilocaine cream and amethocaine gel for local analgesia before venepuncture in children. Acta Paediatr 88(9):961–964
5. Cordoni AMSN, Cordonie LE (2001) Eutetic mixture of local anesthetics reduces pain during intravenous catheter insertion in the pediatric patient. Clin J Pain 17:115–118
6. Cummings EA, Reid GJ, Finley GA, McGrath PJ et al (1996) Prevalence and source of pain in pediatric inpatients. Pain 68: 25–31
7. Hain RD (1997) Pain scales in children: a review. Palliat Med 11:341–350
8. Halperin D, Koren G, Pellegrini E et al (1989) Topical skin anesthesia for venous, subcutaneous drug reservoir and lumbar punctures in children. Pediatrics 84:281–284
9. Johansson E, Engervall P, Björvell H et al (2009) Patients' perceptions of having a central venous catheter or a totally implantable subcutaneous port system-results from a randomised study in acute leukaemia. Support Care Cancer 17(2):137–143
10. Kleiber C, Sorenson M, Whiteside K et al (2002) Topical anesthetics for intravenous insertion in children: a randomized equivalency study. Pediatrics 110:758–761
11. Miser AW, Suan Goh T, Dose AM et al (1994) Trial of a topically administered local anesthetic (EMLA cream) for pain relief during central venous port accesses in children with cancer. J Pain Symptom Manage 9:259–264
12. Nott MR (1990) Relief of injection pain in adults. EMLA cream for 5 min before venepuncture. Anasthesia 45:772–774
13. Teillol-Foo WL, Kassab JY (1991) Topical glyceryl trinitrate and eutectic mixture of local anaesthetics in children. A randomized controlled trial on choice of site and ease of venous cannulation. Anaesthesia 46:881–884
14. Wongaprarasuk P (1998) Adverse local reactions to amethocaine cream-audit and case report. Anaesth Intensive Care 26(3):312–314

8.2. Einverständniserklärung

Liebe(r) ....!

Aufgrund der Erkrankung, die bei Dir festgestellt wurde, muss in regelmäßigen Abständen Dein Port-Katheter angestochen werden, um Dir Blut abzunehmen oder Dir Medikamente zu verabreichen. Da diese Untersuchung unangenehm ist und Du diese während Deiner Behandlung häufiger erdulden musst, bekommst Du vorher ein Pflaster auf Deinen Port geklebt, dass Dir die Schmerzen und die Angst nehmen soll.

Wir möchten in einer Studie herausfinden, wie gut das Schmerzpflaster wirkt und wie lange das Pflaster vor dem Anstechen des Ports aufgeklebt werden muss, um Dir am besten zu helfen.
Hierfür brauchen wir Deine Hilfe und Zustimmung, sowie auch die Zustimmung Deiner Eltern.
Wenn Du das erste Mal an unserer Studie teilnimmst, wird der Port ohne Betäubungspflaster benutzt. Durch ein Losverfahren wird entschieden, wie lange das Pflaster das nächste Mal bei Dir einwirken soll.

1. Verfahren
Du bekommst 40 Minuten vor dem Anstechen des Ports ein EMLA ® - Pflaster geklebt. Das Pflaster wird nach 40 Minuten entfernt, die Stelle wird desinfiziert und dann wird der Port benutzt.

2. Verfahren
Du bekommst 60 Minuten vor dem Anstechen des Ports ein EMLA ®– Pflaster geklebt. Das Pflaster wird nach 60 Minuten entfernt, die Stelle wird desinfiziert und dann wird der Port benutzt.

Wir möchten Dich/ Sie bitten, uns die Uhrzeiten der Schmerzmedikation sowie der Port-Benutzung zu notieren, damit es später ausgewertet werden kann.

Nach dem Anstechen des Ports wirst Du und Deine Eltern gebeten, uns zu erzählen, wie sehr Dir das Anstechen des Ports weh getan hat.

Vielen Dank für Deine Hilfe.

Liebe (r) Frau/ Herr...!

Ich erkläre mich mit der vorgesehenen Maßnahme und Methode bei unserem Kind einverstanden. Ich bin über den Zweck und Hergang des Verfahrens informiert worden. Mir ist bekannt, dass die Einwilligung widerrufen werden kann.

Name des Patienten: _____

Unterschrift des Patienten: _____

Datum,
Unterschrift des Sorgeberechtigten:_____

8.3. Titelblatt Dokumentation der Schmerzerfassung

Datum:

Diagnose: _____

Ankunft in der Ambulanz (hh:mm): _____

EMLA- Pflaster geklebt (hh:mm): _____

Port-Punktion (hh:mm): _____

Port- Implantat (Datum): _____ Port-Nadel : _____

Geschlecht: w   m

Unerwünschte Ereignisse/ Nebenwirkungen: Nein   / Ja   , folgende Nebenwirkung ist eingetreten:
- Rötung
- Blässe
- Jucken

Kommentar: _____
_____

8.4. Schmerzerfassungsbogen Untersucher

Untersucher

Schmerzbewertung:

*1) Durch den **Untersucher** bei Patienten im Alter von **2-18 Jahren** (Visuelle Analog-Skala, VAS) **und/ bzw.***

|———————————————————————————|

kein Schmerz   stärkster vorstellbarer Schmerz

Bitte markieren Sie mit einem senkrechten Strich genau den Punkt auf der Skala, der der Stärke der empfundenen Schmerzen Ihres Kindes entspricht.

*2) Durch den **Untersucher** bei Patienten im Alter von **2-6 Jahren** (Kindliche Unbehagen- und Schmerz-Skala nach Büttner, KUSS) **und/ bzw.***

Bitte beobachten sie das Verhalten ihres Kindes und beurteilen sie die Stärke der momentan empfundenen Schmerzen

Beobachtung	Bewertung	Punkte	Beurteilung durch die Eltern
Weinen	Gar nicht	0	
	Stöhnen, Jammern, Wimmern	1	
	Schreien	2	
Gesichtsausdruck	Entspannt, lächelt	0	
	Mund verzerrt	1	
	Mund und Augen grimmassiert	2	
Rumpfhaltung	Neutral	0	
	Unstet	1	
	Aufbäumend, Krümmend	2	
Beinhaltung	Neutral	0	
	Strampelnd, tretend	1	
	An den Körper gezogen	2	
Motorische Unruhe	Nicht vorhanden	0	
	Mäßig	1	
	Ruhelos	2	
	Summe		

Für jede Variable ist nur eine Aussage zulässig. Die Dauer der Beobachtung beträgt 15 Sekunden. Es sind nur Daten aus dieser Zeit festzuhalten, auch wenn sich das Verhalten des Kindes danach wieder ändert.

8.5. Schmerzerfassungsbogen Kind

Kind

Schmerzbewertung:

*3) Durch das **Kind** bei Patienten im Alter von **2-18 Jahren** (Visuelle Analog-Skala, VAS) **und/ bzw.***

kein Schmerz   stärkster vorstellbarer Schmerz

Bitte markieren Sie mit einem senkrechten Strich genau den Punkt auf der Skala, der der Stärke der empfundenen Schmerzen Ihres Kindes entspricht.

*4) Zusätzlich durch das **Kind** im Alter von **7-18 Jahren** (Bieri-Skala).*

Diese Gesichter zeigen, wie weh etwas tun kann (wie sehr etwas schmerzen kann). Dieses Gesicht hier (ganz links) zeigt, dass es gar nicht weh tut (schmerzt). Die anderen Gesichter zeigen, dass es mehr und mehr weh tut (schmerzt) (auf die Gesichter der Reihe nach zeigen) bis hin zu dem Gesicht, das zeigt, dass es ganz stark weh tut (schmerzt). Zeig mir mal das Gesicht, dass am besten zeigt, wie sehr es dir beim Stechen mit der Nadel in den Port weh tut.

Beim nächsten Port-Anstechen   mit

                                ohne

                                egal

8.6. Schmerzerfassungsbogen Eltern

Eltern

Schmerzbewertung:

5) Durch die **Eltern** bei Patienten im Alter von **2-18 Jahren** (Visuelle Analog-Skala, VAS) **und/ bzw.**

|———————————————————————————|

       kein Schmerz   stärkster vorstellbarer Schmerz

Bitte markieren Sie mit einem senkrechten Strich genau den Punkt auf der Skala, der der Stärke der empfundenen Schmerzen Ihres Kindes entspricht.

6) Durch die **Eltern** bei Patienten im Alter von **2-6 Jahren** (Kindliche Unbehagen- und Schmerz-Skala nach Büttner, KUSS) **und/ bzw.**

Bitte beobachten sie das Verhalten ihres Kindes und beurteilen sie die Stärke der momentan empfundenen Schmerzen

Beobachtung	Bewertung	Punkte	Beurteilung durch die Eltern
Weinen	Gar nicht	0	
	Stöhnen, Jammern, Wimmern	1	
	Schreien	2	
Gesichtsausdruck	Entspannt, lächelt	0	
	Mund verzerrt	1	
	Mund und Augen grimmassiert	2	
Rumpfhaltung	Neutral	0	
	Unstet	1	
	Aufbäumend, Krümmend	2	
Beinhaltung	Neutral	0	
	Strampelnd, tretend	1	
	An den Körper gezogen	2	
Motorische Unruhe	Nicht vorhanden	0	
	Mäßig	1	
	Ruhelos	2	
	Summe		

Für jede Variable ist nur eine Aussage zulässig. Die Dauer der Beobachtung beträgt 15 Sekunden. Es sind nur Daten aus dieser Zeit festzuhalten, auch wenn sich das Verhalten des Kindes danach wieder ändert.

8.7. Ethik - Antrag

MHH – Zentrum Kinderheilkunde, Abteilung Päd. Hämatologie / Onkologie
Leiter: Prof. Dr. K. Welte
Dr. L. Grigull (Antragsteller)

Herrn
Prof. Dr. D. H. Tröger
Ethik- Kommission der MHH
- im Hause –

Hannover, 25.08.2007

Ethik-Antrag

Studie: Transcutane Analgesie (EMLA-Pflaster) beim Anstechen des subkutan implantierten, zentralvenösen Port-Katheters

Verantwortlichkeiten:
Dr. med. Lorenz Grigull, MHH Kinderklinik, Kinderonkologie
Dr. med. Christin Linderkamp, MHH Kinderklinik, Kinderonkologie
Cand. med. Birke Lüllmann, MHH Kinderklinik

Zielsetzung und Begründung der Studie:
Kinder mit onkologischer Erkrankung erhalten heutzutage zur sicheren Applikation der Chemotherapie sowie für weitere therapeutische oder diagnostische Maßnahmen regelhaft einen chirurgisch implantieren, zentralvenösen Katheter. Je nach Art der Erkrankung erfolgt die Implantation eines s.g. „Broviac-Katheters" oder eines subcutanen Port-Katheters (s. Abb. 1). In der kinderonkologischen Abteilung der MHH werden jährlich ca. 80-100 neue Kinder wegen einer bösartigen Erkrankung aufgenommen und betreut, 75% der Patienten erhalten für die Therapie einen Port-Katheter. Für die Nutzung des Port-Katheters erfolgt das Anstechen des Reservoirs durch die Haut, nach Beendigung der diagnostischen oder therapeutischen Maßnahme wird die so genannte Port-Nadel wieder entfernt. Insgesamt wird das Katheter-System (s. Abbildung 1 und 2) im Rahmen der intensiven Chemotherapie (Dauer je nach Protokoll 3-8 Monate) ca. 12-50 Mal transkutan „angestochen" bzw. „punktiert".

Das Anstechen des zentralvenösen Katheters (z.B. Port-Katheter) stellt aufgrund der Schmerzen eine Belastung für die betroffenen Kinder dar. Um die Schmerzen und die damit verbundene vorausgehende Angst-Reaktion zu mindern, soll in dieser Studie vor Punktion der Port-Kammer ein Lokalanästhetikum (LA) („EMLA®") angewendet werden. Im Rahmen der Studie soll einerseits die Wirksamkeit des Medikaments im Hinblick auf die Schmerzreduktion bei unterschiedlicher Einwirkzeit, andererseits die Durchführbarkeit im Rahmen der tagesklinischen Betreuung untersucht werden.

Daten zur Einwirkzeit bei pädiatrischen Patienten und Wirksamkeit bei Port-Kathetern liegen nur unzureichend vor, eine Übertragung von Erfahrungen aus der Erwachsenen Medizin ist durch Unterschiede in der Hautdicke und der entsprechenden Wirkung des Präparates nicht ohne weiteres möglich.

Charakterisierung der Patienten

In die Studie sollen 80 Kinder im Alter zwischen 2-18 Jahren mit Port-Katheter eingeschlossen werden. Die geplante Studiendauer beträgt 9 Monate, die Patienten werden aus dem Patientenpool der Abteilung Päd. Hämatologie / Onkologie der MHH Kinderklinik rekrutiert. Andere päd. Patienten mit liegendem Port (z.B. Mukoviszidose) können ebenfalls prinzipiell in die Studie eingeschlossen werden. Eine Entschädigung wird nicht gezahlt.
Einschlusskriterien:
- subkutan implantierter zentralvenöser Port-Katheter
- 2-18 Jahre
- keine vorher bestehende Port-Infektion
- Einverständnis des Patienten / und der Erziehungsberechtigten
- Keine Überempfindlichkeitsreaktionen gegen Lokalanästhetika vom Amidtyp

Studientyp

Bei der Studie handelt es sich um eine prospektive, offene, nicht-plazebo-kontrollierte Studie. Insgesamt sollen 80 Kinder je 2x den Port nach definierter Einwirkzeit des LA angestochen bekommen. Es findet ein „cross-over" zwischen den unterschiedlichen Einwirkzeiten statt.

Charakterisierung der beabsichtigten Maßnahmen

Im Rahmen der Beobachtungsstudie erhält der Patient 40 bzw. 60 Minuten vor dem Anstechen des Port ein EMLA®-Patch auf die intakte Haut über der Portkammer geklebt, nachdem man die Alu-Schutzfolie abgezogen hat. Das Pflaster wird so angebracht, dass die Cellulose-Scheibe den zu anästhesierenden Bezirk abdeckt. Es sollen nicht mehr als zwei Pflaster gleichzeitig appliziert werden. Das Pflaster wird nach 40 bzw. 60 Minuten entfernt und die Region sorgfältig desinfiziert.

Studientyp

Offene, cross-over Beobachtungs-Studie 80 Patienten mit Port-Katheter.

Charakterisierung der beabsichtigten Maßnahmen

Die Patienten erhalten vor dem Anstechen der Portkammer eine Lokal-Anästhesie mittels EMLA-Pflaster. Hierbei handelt es sich um ein Lokalanästhetikum vom Amidtyp (Wirkstoffe Lidocain und Prilocain).
Das Anstechen der Port-Kammer erfolgt bei jedem Patienten einmal nach 40 Minuten, einmal nach 60 Minuten.
Patienten, welche keine Lokalanästhesie wünschen, dienen als Vergleichsgruppe.

Messungen, Befunde und Beobachtungen

Messungen und Beobachtungen:
1. Schmerzbewertung des Port-Anstechens durch Patient, Eltern und Untersucher mittels visueller Analog-Skala (VAS) bzw. Gesichter-Skala nach Bieri (s. Anhang) bzw. kindliche Unbehagen und Schmerz-Skala (KUSS) nach Büttner, s. Anhang).
2. Dauer von Eintreffen des Patienten und Beginn der Maßnahme.

Bei jedem Studienpatienten soll maximal 3 malig die Schmerzen beim Port-Anstechen erhoben werden (1x nach 40 Minuten LA, 1x nach 60 Minuten LA, 1x ohne LA).

Studienablauf

1. Pilotphase: Erfassung der Schmerzen mit den Schmerzskalen ohne LA (August und September 2007)
2. Hauptphase: Erfassung der Schmerzen mit den Schmerzskalen in den Studiengruppen (November 2007 bis Juni 2008)
3. Auswertungsphase ab Juli 2008

Zielgrößen

1. Schmerzen nach Einschätzung des Patienten in der VAS und KUSS bzw. Bieri-Skala
2. Schmerzen nach Einschätzung de r Eltern in der VAS und KUSS bzw. Bieri-Skala
3. Schmerzen nach Einschätzung des Untersuchers in der VAS und KUSS bzw. Bieri-Skala
4. Länge der Maßnahme in Minuten (Eintreffen des Patienten auf Station/Tagesklinik bis Antsechen des Port-Katheters)

Datenerfassung und Dokumentation

Die Befundbögen zur Schmerzerfassung bzw. hinsichtlich der demographischen Basisdaten (Datum der Port-Implantation, Grunderkrankung) sind beigefügt. Die Daten werden sofort nach der Maßnahme ins Datenblatt eingefügt und von dert Forschungs- und Studienassistentin überprüft. Die Eingabe ins Excel-Datenblatt erfolgt von der Doktorandin (Frau Lüllmann), diese Daten werden wiederum von der FSA überprüft.
Die Quelldaten werden im Büro der FSA der Abteilung Päd. Onkologie aufbewahrt und sind dort in einem abschliessbarem Schrank deponiert.
Der Computer für die Dateneingabe ist Passwort-gesichert und wird nur von der Doktorandin bzw. der FSA genutzt.

Unerwünschte Ereignisse

Unerwünschte Ereignisse werden nach Art, Zeitpunkt, Intensität dokumentiert, ernste Komplikationen werden unverzüglich der Ethik-Komission berichtet.

Auswertung/Biometrie

Es erfolgte eine statistische Beratung durch das Institut für Biometrie (Dr. Hoy, Prof. Hecker):

Bei 2-seitigem Test mit einer power von 80%, einem Signifikanz-Niveau von 0.05, einem mittleren Unterschied der Schmerzen von 1 auf der VAS und einer Standard-Abweichung der Unterschiede von 3 wären n=37 Patienten pro Gruppe erforderlich.

Daher wurde das Studien-Design mit n=40 Patienten kalkuliert. Dies wiederum bedeutet, dass bei 160 Port-Maßnahmen von 80 Kindern die Schmerzen dokumentiert werden müssen.

Änderungen des Protokolls

Alle Änderungen des Protokolls werden der Ethikkommission vorgelegt.

Veröffentlichungsklauseln

Es bestehen keine Veröffentlichungsklauseln

Abbildungen:

Abbildung 1. Schematische Darstellung der Portkammer

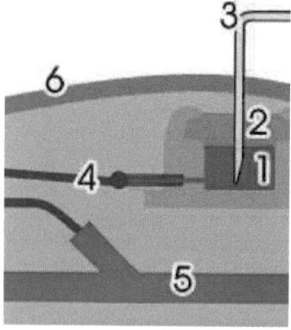

1 = Reservoir
2 = selbst schließende Membran (zumeist aus Silikon)
3 = Hubernadel
4 = Katheterschlauch
5 = Blutgefäß
6 = Haut

8.8. Poster Schmerzreduktion beim Anstechen des Port – Katheters mittels EMLA® - Applikation

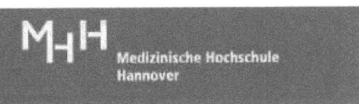

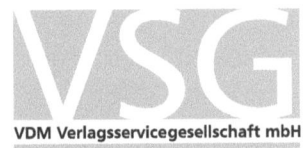

Die VDM Verlagsservicegesellschaft sucht für wissenschaftliche Verlage abgeschlossene und herausragende

Dissertationen, Habilitationen, Diplomarbeiten, Master Theses, Magisterarbeiten usw.

für die kostenlose Publikation als Fachbuch.

Sie verfügen über eine Arbeit, die hohen inhaltlichen und formalen Ansprüchen genügt, und haben Interesse an einer honorarvergüteten Publikation?

Dann senden Sie bitte erste Informationen über sich und Ihre Arbeit per Email an *info@vdm-vsg.de*.

Sie erhalten kurzfristig unser Feedback!

VDM Verlagsservicegesellschaft mbH
Dudweiler Landstr. 99   Telefon +49 681 3720 174
D - 66123 Saarbrücken   Fax   +49 681 3720 1749

www.vdm-vsg.de

Die VDM Verlagsservicegesellschaft mbH vertritt

 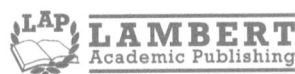 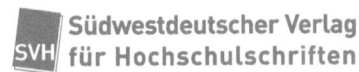

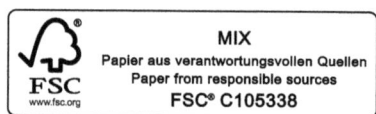

Printed by Books on Demand GmbH, Norderstedt / Germany